备孕、怀孕 分娩、产后 全程保健大百科

王山米 —— 编著

北京大学人民医院妇产科主任医师
北京市产前诊断技术专家委员会委员
北京市优生优育协会监事会监事长

全国百佳图书出版单位
中国中医药出版社
·北 京·

图书在版编目（CIP）数据

备孕、怀孕、分娩、产后全程保健大百科 / 王山米

编著 . —北京：中国中医药出版社，2023.10

ISBN 978 - 7 - 5132 - 8334 - 2

Ⅰ . ①备… Ⅱ . ①王… Ⅲ . ①妊娠期 – 妇幼保健 – 基本知识②分娩 – 基本知识③产褥期 – 妇幼保健 – 基本知识

Ⅳ . ① R715.3 ② R714.3 ③ R714.6

中国国家版本馆 CIP 数据核字（2023）第 146729 号

中国中医药出版社出版

北京经济技术开发区科创十三街 31 号院二区 8 号楼

邮政编码　100176

传真　010-64405721

河北品睿印刷有限公司印刷

各地新华书店经销

开本 889 × 1194　1/24　印张 12　字数 339 千字

2023 年 10 月第 1 版　2023 年 10 月第 1 次印刷

书号　ISBN 978 - 7 - 5132- 8334 - 2

定价　59.80 元

网址　www.cptcm.com

服 务 热 线　010-64405510

购 书 热 线　010-89535836

维 权 打 假　010-64405753

微信服务号　zgzyycbs

微商城网址　https://kdt.im/LIdUGr

官 方 微 博　http://e.weibo.com/cptcm

天猫旗舰店网址　https://zgzyycbs.tmall.com

前言

　　女人最幸福的事情，莫过于孕育一个小生命，母爱是无私的。

　　其实，在怀孕的过程中，每个孕妈妈都会有焦虑、紧张、情绪低落的时候，这主要是因为不知道胎宝宝喜欢吃什么、哪里不舒服、心情好不好……本书通过对胎宝宝每周变化的详细描述，向大家呈现出真实、有趣的孕期生活，让孕妈妈了解胎宝宝的一举一动，做最开心的孕妈妈。读完本书，你会发现，原来怀孕是件这么可爱的事。

　　孕前做好准备是怀孕的基础，如何培育适合胎宝宝生长发育的优质土壤？什么时候怀孕最好？怎样做才能做到优生？其实，妈妈从决定怀孕开始，就要优化环境，做好必要的物质和心理准备，争取在最佳的时机怀孕，让宝宝的孕育占尽天时、地利、人和。

　　新的生命会在妈妈的肚子里待上40周，在这段时间里，孕妈妈的身体会有什么样的变化？胎宝宝是怎样生长发育的？孕妈妈怎样去除妊娠纹？怎样进行安全有效的运动？怎样让胎宝宝吸收更好的营养……在怀孕的每一周都要悉心呵护孕妈妈，争取孕育出最棒的好宝宝。

　　孕妈妈分娩后，新生命降临人间，这是一个新的开始。新妈妈要学会用科学的保健方法，增强产后营养，做好产后身体恢复，将身体和精神状态调养至最佳。

　　带着为孕妈妈解答诸多疑问的初衷，我编撰了这本《备孕、怀孕、分娩、产后全程保健大百科》。本书参考了《中国居民膳食指南（2022）》，对孕产相关问题进行了梳理。愿本书成为您孕育生活中的好帮手。

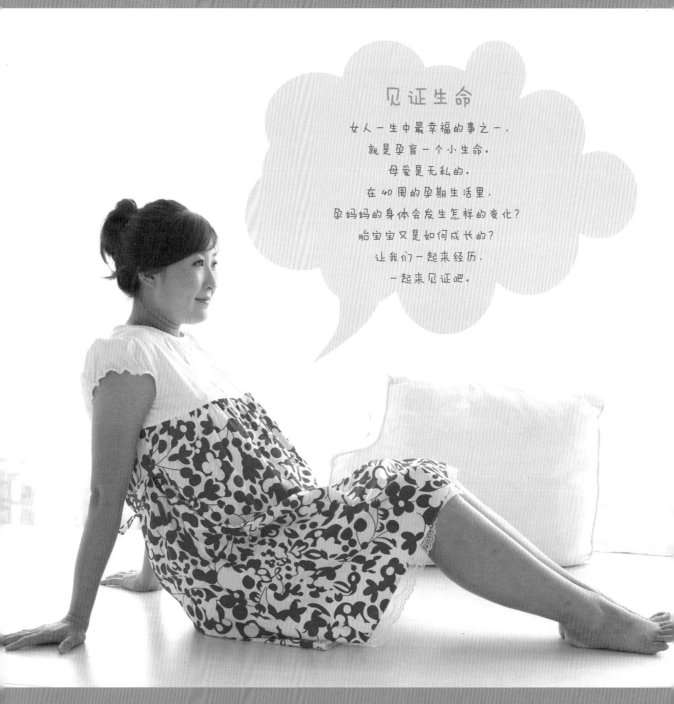

见证生命

女人一生中最幸福的事之一，
就是孕育一个小生命。
母爱是无私的。
在40周的孕期生活里，
孕妈妈的身体会发生怎样的变化？
胎宝宝又是如何成长的？
让我们一起来经历，
一起来见证吧。

孕 **5~8** 周

孕1月，受精卵刚刚种在母体子宫内膜上，超声检查尚不能发现。5~8周的胎宝宝心脏开始跳动了，脑部的一部分神经细胞发生分化，其他内脏也在慢慢形成。

孕 **9~12** 周

胎宝宝长出了手指和脚趾，会在孕妈妈毫无察觉的情况下在子宫内活动。孕妈妈需要提防流产。

孕 **13~16** 周

胎宝宝重要的身体器官已经形成，功能也在不断地完善。

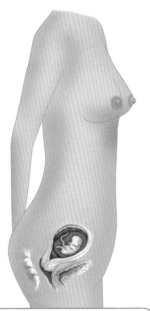

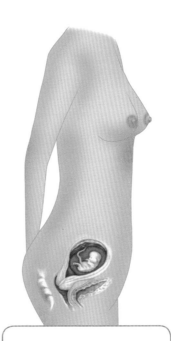

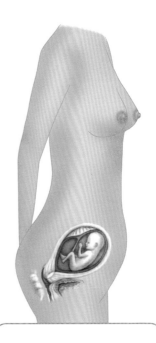

胚胎初具人形

胎儿身长约 9 厘米
顶臀长 6~7 厘米

胎儿身长约 16 厘米
顶臀长 12 厘米
体重约 110 克

孕 **17~20** 周

胎宝宝的听觉器官进一步发育，孕妈妈的下腹部隆起。18周左右妈妈可以感觉到胎动了。

孕 **21~24** 周

大脑细胞迅速增殖，肺部的血管开始发育，消化系统开始工作了。孕妈妈的子宫已达脐部，一眼就能被看出怀孕了。

孕 **25~28** 周

身体继续生长，应该开始进行呼吸运动的练习了。在抚摸腹部时，胎宝宝会做出反应了。

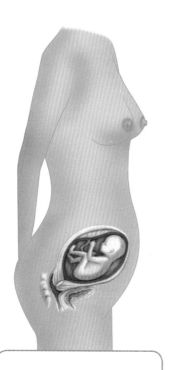

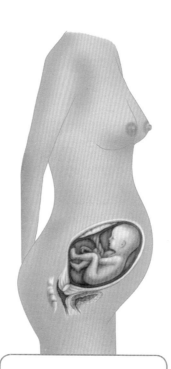

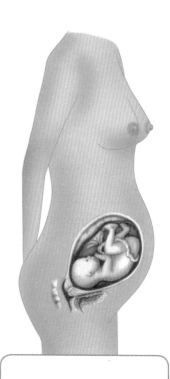

胎儿身长约 25 厘米
顶臀长 16 厘米
体重约 320 克

胎儿身长约 30 厘米
顶臀长 21 厘米
体重约 630 克

胎儿身长约 35 厘米
顶臀长 25 厘米
体重约 1000 克

孕 29~32 周

孕妈妈的肚子更大了。胎宝宝会对光线做出反应了，肺部与消化器官几乎都已经形成。孕妈妈可以记录胎动了。

孕 33~36 周

胎宝宝头部的骨骼变得坚硬，手指甲和脚指甲不断生长，皮下脂肪逐渐增多。

孕 37~40 周

胎宝宝所有的身体器官都已经发育完成，做好出生的准备了。

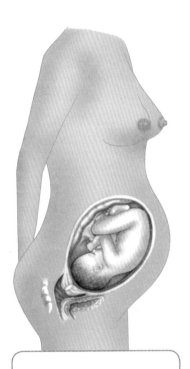

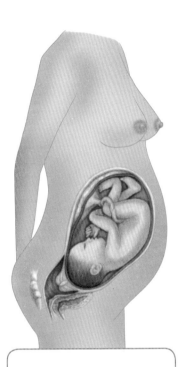

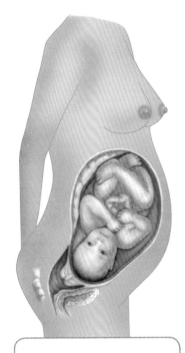

胎儿身长约 40 厘米
顶臀长 28 厘米
体重约 1700 克

胎儿身长约 45 厘米
顶臀长 32 厘米
体重约 2500 克

胎儿身长约 50 厘米
顶臀长 36 厘米
体重约 3400 克

目录
C O N T E N T S

第一章　孕前做好准备是好"孕"的基础

第二章　顺利度过 40 周的孕期生活

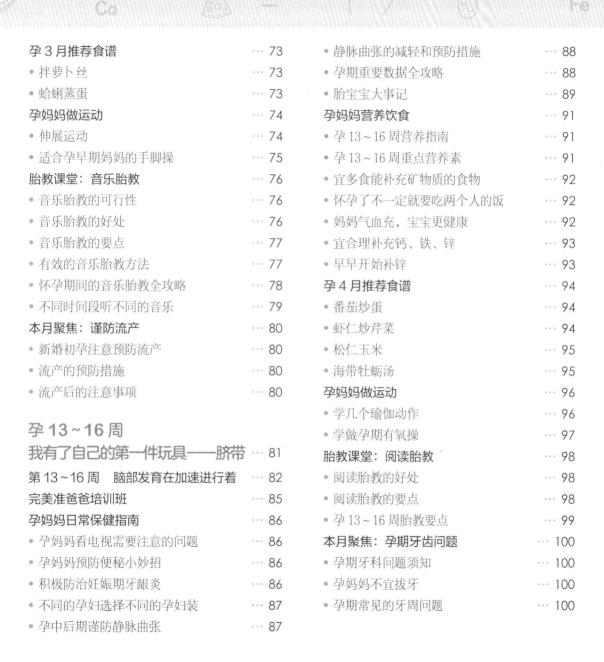

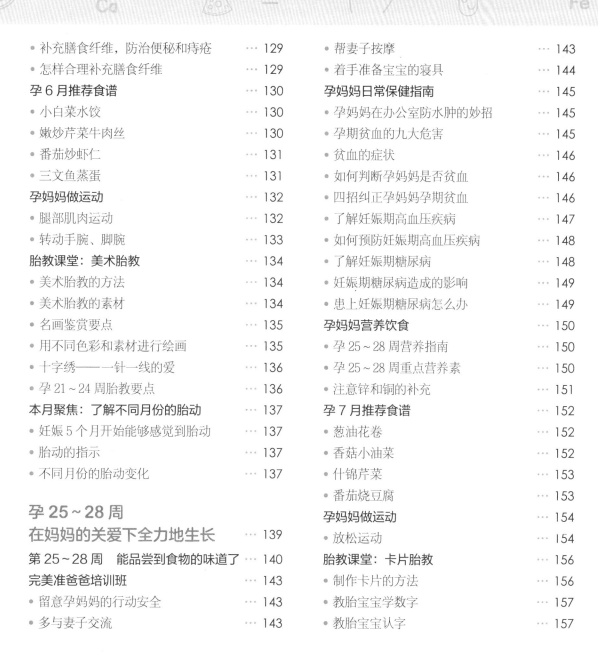

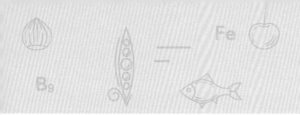

第四章　迈出养育新生宝宝的第一步

怀孕是一件人生大事，只有将准备工作做到位，才能轻松面对怀孕，也才能"预约"一个健康聪明的宝宝。

　　从决定要怀孕的那一天开始，就应开始优化室内环境，做好必要的物质准备和充分的思想准备，尽量不要再出差、加班或上夜班，注意饮食健康和营养补充等。准妈妈最好能每天坚持测量体温，找出自己的排卵期，争取在最佳的怀孕时机受孕，让孕育宝宝这件事占据天时、地利、人和。

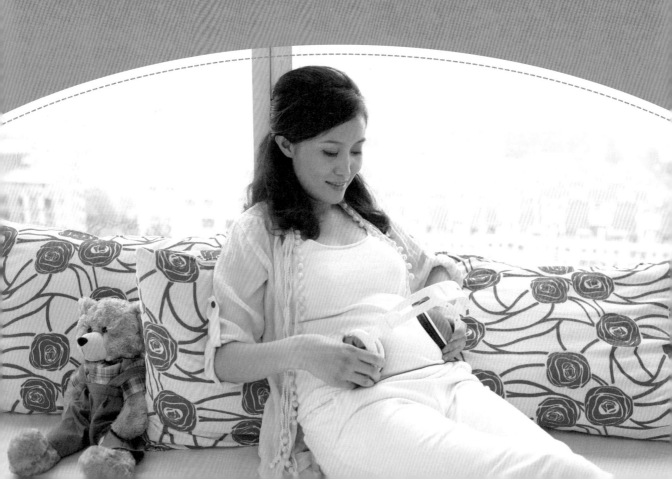

第一章

孕前做好准备是好"孕"的基础

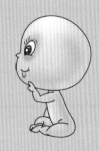

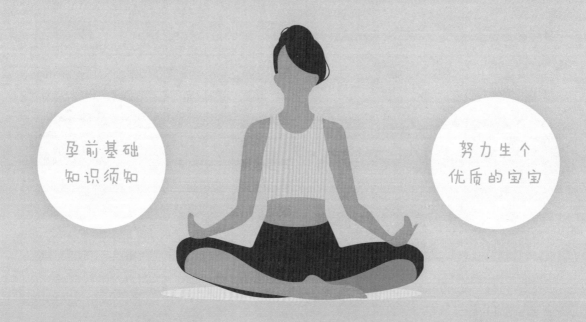

孕前基础
知识须知

努力生个
优质的宝宝

孕前基础知识须知

是不是下定决心准备怀孕了？

那么你对怀孕了解多少呢？

男性和女性的身体特征是什么？

什么时候怀孕最好？

哪些情况下不要着急怀孕……

下面就来了解一下吧！

了解我们的身体

女性生殖系统

腹部的下 1/3 处就是女性生殖系统的内生殖器所在。卵巢是储存和释放卵细胞的场所，卵细胞会通过输卵管到达子宫。阴道是连接子宫与体外的通道。外阴是生殖器官外露部分的统称，由对性刺激敏感的阴蒂及阴唇组成。阴唇是包绕阴蒂及覆盖在阴道口和尿道口的皮肤褶皱，能够起到保护女性生殖系统的作用。

在每个月，女性的身体中都会有数个未成熟的卵细胞在卵巢中开始发育，这就是通常所说的卵泡。一般说来，只有一个卵细胞可以发育成熟，其他的卵细胞会慢慢萎缩。

男性生殖系统

阴茎和阴囊是男性外生殖器的两部分，阴囊内有两个睾丸，睾丸是精子生成的场所。精子储藏在紧贴睾丸后部的附睾中，并获得一定的运动能力。输精管联系着附睾和射精管，射精管和阴茎中的尿道是相通的。在射精的过程中，精子混合在精囊的腺体所分泌的囊液中。

男性从青春期开始，两个睾丸就会以大约每天 1 亿个的速度不断产生精子。

精子头部里面是细胞核，有 23 条染色体，是人类遗传信息的代表。其中有一条性染色体 X 或 Y，能决定胎儿的性别。中间部分是与精子能量代谢相关的结构，可以为精子的游动提供能量。尾部长长的，像鱼尾巴，能使精子沿直线、快速地游动。

受孕的经过

卵细胞诞生： 卵细胞从卵巢排出，进入输卵管。

精子生成： 夫妻同房，一次射出的精液为 2~6 毫升，里面含有的精子数为 6000 万~2 亿个。精子会在输卵管外侧的 1/3 处与卵子相遇。

受精卵形成： 一个强壮的精子能"拔得头筹"，其头颈部会向卵子的中心方向移动，慢慢接近卵子的细胞核，融合为"受精卵"。

受精卵着床： 受精卵依靠着输卵管的蠕动和输卵管内部细纤毛的摆动，经过 4~5 天到达子宫腔内着床。

形成胚胎： 受精卵在运行过程中和着床后，细胞不断分裂、变化，最后就形成了胚胎。与此同时，子宫内膜也做好了一切准备，有疏松的温床和丰富的养料，准备迎接未来的胎宝宝。

怀孕的最佳时间

女性生育最佳年龄

女性生育的最佳年龄段是 24~29 岁。在这个年龄段，女性的身体已完全发育成熟，卵子的质量最高，生育能力处于最佳的状态，而且此阶段女性的产道弹性和子宫收缩力最大，可使流产、早产、死胎及畸形儿等的发生率大大降低。

与这个年龄段相比，年龄过小——18 岁以下，身体还没有完全发育成熟，心智发育也不够健全，生活能力还比较弱，不容易应付将来的喂哺；年龄过大——超过 35 岁，女性卵细胞会老化，质量也会降低，而且骨盆和韧带会变得松弛，盆底和会阴的弹性也变差，子宫的收缩力减弱，女性的生育能力降低，也会增加早产、难产、畸形儿等的发生率，对优生优育非常不利。

男性生育最佳年龄

男性与女性的最佳生育年龄有一定的区别，男性的精子质量一般在 30 岁时达到高峰，并将在随后的 5 年持续产生高质量的精子。因此，一般来说，25~36 岁的男性生育的后代更为优秀。

完美搭配，孕育出优质宝宝

一般来说，男女生育的最佳年龄组合是男性比女性稍微大一点。准爸爸年龄稍大，智力相对成熟，工作和生活也比较稳定；准妈妈年纪轻，生命力旺盛，能为胎宝宝营造一个好的孕育环境，对胎宝宝的生长发育有利。因此，这种组合更能孕育出优质的宝宝来。

最佳受孕时间是 5~9 月

1 在 5~9 月怀孕，能使怀孕早期避开流感等病毒感染的高发期，确保胎宝宝的正常发育，而且此时各种新鲜的蔬菜瓜果大量上市，准妈妈可获取丰富的营养，促进胎宝宝健康成长。

2 在 5~9 月怀孕，能使娇弱的孕早期避开寒冷、污染较重的冬季。在冬季，二氧化硫和总悬浮颗粒物浓度最高，胎儿畸形的风险增加。

不要急于怀孕的情况

患有 6 类疾病的妇女应做好孕前咨询和疾病评估

结核病	如果女性患有结核病，容易发生不孕、流产、早产，还有将该病传染给胎宝宝的危险，此时怀孕也威胁着孕妈妈的身体健康
心脏病	如果女性患有心脏病，在妊娠期间，心脏负担过重，很容易引起心功能不全，甚至出现心衰，造成流产、早产等
糖尿病	患糖尿病的女性容易并发妊娠高血压、羊水过多或流产、早产、胎死宫内等，此时怀孕会增加难产概率或巨大儿、畸形儿等的发病率
肝脏病	孕妈妈本身若患有肝脏疾病，再加上妊娠期肝脏负担重，容易引起肝功能异常
高血压	高血压患者如怀孕，容易出现妊娠中毒症，而且会成为重症，要在系统治疗后，血压指数正常或接近正常时，听取医生意见后再考虑怀孕
肾脏病	患肾脏病的女性，肾功能正常时可以怀孕，当然，妊娠时会有尿蛋白升高的现象，但肾脏病本身一般不会恶化

长期服药的人不要急于怀孕

有的女性因患有疾病，需要长期服用某种药物，比如激素、抗生素、止吐药、抗癫痫药、抗精神病药等，这些药物会不同程度地对生殖细胞产生一定影响。

卵子从初期的卵细胞到成熟卵子约需 14 天，在这段时间内，卵子容易受到药物的影响。因此，长期服药者不要急于怀孕。

各种药物的作用、在人体内储存的时间及对卵细胞的影响各不相同，不能一概而论。如果长期服药的女性计划怀孕，最好先请医生指导，再确定怀孕的时间。

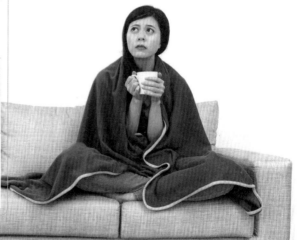

努力生个优质的
宝宝

　　继承了父母双方良好遗传基因的健康胎儿，更有可能成长为
优秀的个体。如果准爸妈希望优生，就必须先了解实现优生的必
要条件，还要明白遗传和宝宝之间的关系。

　　为了能够优生，孕前多了解遗传和优生的基础知识是非常有
必要的。

怎样才能做到优生

优生四大须知

不良的遗传因素和有害的环境因素，都有可能导致缺陷儿的出生。因此，为了优生，必须克服以下四大不良因素的影响。

1 国家生育政策提倡适龄结婚，禁止近亲结婚，禁止尚未治愈的麻风患者或患有其他在医学上认为不应结婚的疾病的患者结婚。

2 婚前最好进行身体检查和优生咨询，这样能够有效地避免一部分遗传病的延续。

3 选择最佳的生育年龄和受孕时机，做好孕期保健，避免接触有害物质、放射线等，以免对胎儿产生不利影响。

4 加强孕期营养，孕妈妈应随时保持心情愉快，适时进行胎教，对胎宝宝进行有益的刺激，让其在良好的环境中成长。

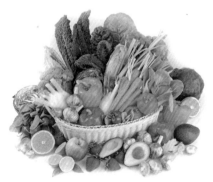

孕前多食富含叶酸、优质蛋白质、碘、锌、铜、铁、钙等营养素的食物，有助于怀上聪明健康的宝宝。

婚前咨询及身体检查

通过咨询，了解双方的生理条件或时机是否适合结婚，这是优生的第一步。如双方为直系血亲或三代内旁系血亲，会明显提高遗传病、先天畸形、智力发育缺陷及流产的发病率，应禁止结婚。

有些患者生活可以自理，但下一代会有严重缺陷，应做婚前绝育。如果男方或女方生殖器官发育异常，则需进行婚前治疗。

孕前排除不利因素

为了生一个健康聪明的宝宝，要合理安排受孕时机。如女方患有慢性疾病，应积极治疗，待疾病得到控制，身体能够胜任妊娠的工作或不具有传染性时再计划怀孕。

长期接触某些药物或化学物质，有可能会影响卵子或受精卵的发育，并使体内蓄积会对胎宝宝产生毒性作用的物质，所以在受孕前的一段时间应避免接触该类物质。

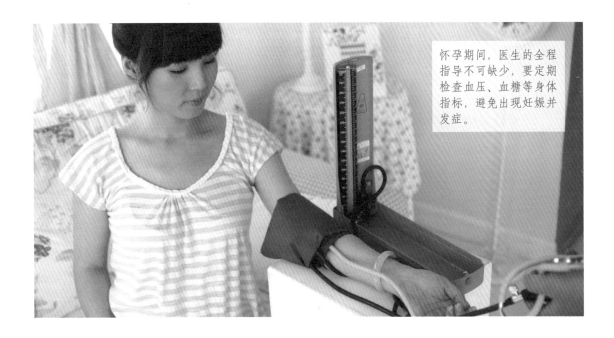

怀孕期间，医生的全程指导不可缺少，要定期检查血压、血糖等身体指标，避免出现妊娠并发症。

让医生进行全程孕期指导

孕期指导应从孕早期开始，其主要内容是医生对孕妈妈的营养、保健、用药等各方面进行具体指导，以有效预防妊娠并发症，避免胎宝宝受到不利因素的影响而造成发育缺陷，甚至流产，有利于孕妈妈和胎宝宝的健康。

产前检查不可缺少

产前诊断是预测胎宝宝在出生前是否患有某些遗传病或是否为畸形儿的方法，能有效限制群体中有害基因的延续。如果胎儿患有严重遗传性疾病，诊断确认后孕妈妈可终止妊娠，以减少家庭和社会的负担。产前诊断是实现优生的重要途径。

围产期保健

妊娠满 7 个月到产后 7 天这一围绕着分娩前后的阶段就是围产期。这一阶段是关系到母子生命和健康、后代身体和智力发育的重要时期。围产期保健需要在孕妈妈保健的基础上，增加对胎宝宝健康的监护和预测，以降低围产儿死亡率、病残儿发生率和妊娠期并发症发病率。围产期保健是实现优生的重要保证。

影响精子质量的因素

食品包装和化妆品

研究表明，男性精子数量的减少可能与一种叫邻苯二甲酸酯的化学物质有关。这种物质能起到软化作用，广泛应用于玩具、食品包装、壁纸、清洁剂、润滑油、香皂和洗发液等的生产。邻苯二甲酸酯可干扰内分泌，减少男性的精子数量，降低精子运动能力，甚至导致精子形态异常。

烟酒

烟草中产生的尼古丁和多环芳烃类化合物会引起睾丸萎缩和精子形态改变，而酒精对人的肝脏和睾丸有直接影响，容易导致精液质量下降。因此，未来的准爸爸和准妈妈们可要离烟酒远一点。

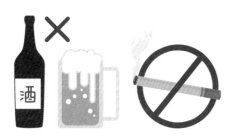

汽车尾气

汽车尾气中含有大量有害物质，如二氧化硫、二氧化碳、二噁英等。二噁英是一种极强的干扰内分泌的物质，能使男性的睾丸形态发生改变，精子数量减少，生精能力降低。

雌激素

雌激素会影响精子的生存能力，导致内分泌紊乱，造成男性乳房发育。在生活中若长期接触含有雌激素的物品，会对生殖系统的健康造成较大危害。

温度

高温会对睾丸产生损害，因此最好避免在高温环境中停留过长时间，比如不要长时间洗桑拿浴或泡热水澡，甚至穿紧身裤等。

缺乏某些矿物质

锌、硒、铜、钙和镁等矿物质与男性生育密切相关。锌是与生殖系统相关的重要元素，缺锌会影响青春期男性生殖器官和第二性征的发育，降低精子的活动能力，削弱人体的免疫功能，使男性容易患前列腺炎、附睾炎等感染性疾病。因此，男性应该多吃锌、硒等含量较高的食物，如牛奶、玉米、黑米、黑豆等。

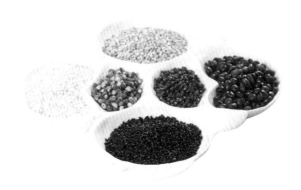

噪声

噪声会影响内分泌，导致精液和精子异常。长时间的噪声污染可能会引起男性不育。对女性来说，容易导致流产和胎儿畸形。

药物

抗癌类、激素类、抗生素等药物会损害男性性腺功能，造成精子数量和质量下降，或影响性腺的内分泌功能，导致性功能障碍。因此，男性在选择药物时，最好能寻求医生的建议。

辐射

辐射对人体的健康有很大影响，大剂量的辐射可引起睾丸组织结构的改变，增大精子的畸形率，降低精子数量、精子密度等。因此，备孕爸爸平时应尽量减少与辐射源的接触。

毒品

一些毒品，比如大麻、可卡因等，对精液质量有影响。大麻可使血液中的雄激素水平降低、精子密度下降，导致男性乳腺发育；可卡因会使精子密度下降。

宝宝长大会像谁

接近 100% 的"绝对"遗传	
肤色	在遗传时不偏不倚，让人别无选择。父母皮肤都比较黑，绝对不会有白嫩肌肤的子女；如果一方白、一方黑，那么会"平均"后给子女一个中间的颜色
下颚	下颚形状属于明显的显性遗传。如果父母有一方的下巴是突出的，子女很可能具备这种外貌特征
双眼皮	父亲的双眼皮几乎 100% 会遗传给子女。另外，大眼睛、大耳垂、长睫毛都是从父母那里得到的五官特征性遗传
50% 以上概率的遗传	
身高	子女身高中的 35% 来自父亲的遗传，35% 来自母亲的遗传，其余 30% 来自后天环境的影响
肥胖	父母双方都肥胖，其子女有 53% 的机会肥胖；如果只一方肥胖，子女肥胖的概率会下降到 40%
秃头	秃头这个特征只遗传给男性。父亲秃头的话，儿子秃头的概率为 50%，就连外公秃头，外孙秃头的概率也有 25%
有遗传但概率不高	
少白头	这是概率比较低的隐性遗传。所以，不用过分担心父母的少白头会在子女的头顶上"如法炮制"
遗传但后天可改善	
声音	一般来说，男孩的声音大小和高低像父亲，而女孩则像母亲。但是，这种由父母遗传的音质如果不够悦耳，多数可以通过后天的发音训练得到改善
萝卜腿	酷似父母的萝卜腿，完全可以通过健美运动而被塑造成修长、健壮的腿。但是，如果因遗传而显得过长或过短时，就无法再改变，只能任其自然发展

性别是由精子决定的

在人类的生殖细胞中，有23对即46条染色体，其中22对为常染色体，1对为决定性别的性染色体，女性的性染色体为XX，男性的性染色体为XY。生殖细胞要经过减数分裂，23对染色体变成23条，卵子所含的性染色体只有X一种，而精子可分别含X或Y染色体。当精子与卵子结合后，受精卵的染色体又恢复成23对。

生女孩的染色体配对：若含X染色体的精子与卵子结合，受精卵为XX型，发育为女孩。

生男孩的染色体配对：若含Y染色体的精子与卵子结合，受精卵为XY型，发育成男孩。

宝宝的性别从受精的那一瞬间就确定了，因为跟卵子结合的是携带X染色体的精子还是携带Y染色体的精子在那一刻就确定了。

受精时，如果进入卵子的是携带X染色体的精子，和其结合形成的受精卵就是XX型染色体，即形成女胎；如果进入卵子的是携带Y染色体的精子，和其结合形成的受精卵则为XY型染色体，即形成男胎。因此，胎儿的性别是完全由男性的精子决定的。

性染色体XX和性染色体XY之所以能够决定性别，是由于在这些染色体上存在着控制性别的基因。

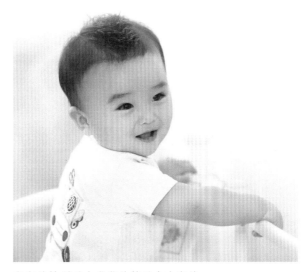

宝宝的性别是由爸爸的精子来决定的。

找准排卵日的两种方法

基础体温法

　　基础体温法是根据女性在月经周期中基础体温变化的规律来推测排卵期的方法。一般情况下，排卵前基础体温在 36.6℃以下，排卵后基础体温上升 0.3～0.5℃，持续 14 天，从排卵前 3 天到排卵后 1 天这段时间是容易受孕期。以月经周期为 28 天为例，基础体温示意图如下所示。

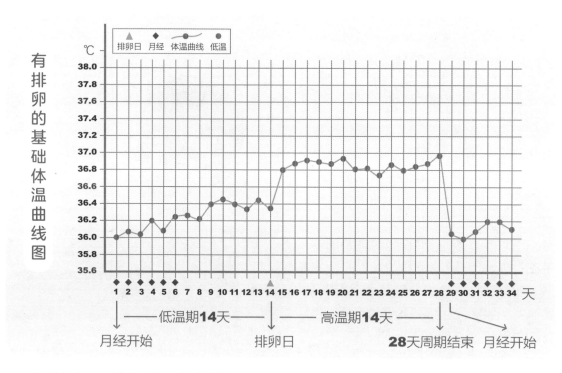

有排卵的基础体温曲线图

　　在排卵当日和排卵后体温上升的第一天同房，受孕概率会大大提高。图中高体温从第 15 天持续到第 34 天，已经持续 20 天。一般来说，高体温持续超过 16 天就是怀孕的征兆。已经怀孕的基础体温示意图如右所示。

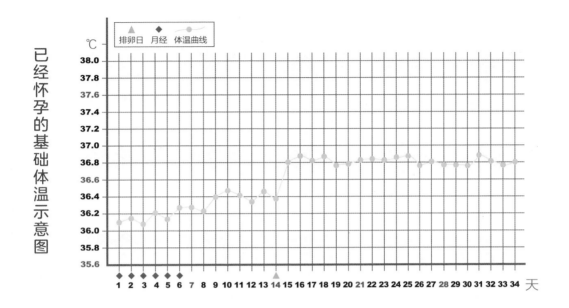

已经怀孕的基础体温示意图

日程表法

大部分生育期女性的排卵时间在下次月经前 12~16 天（平均为 14 天）。推测排卵日可以从下一次月经的大概日期向前推 14 天。这种方法比较简单，但误差较大，因此我们推荐使用它的改良方法。

◌ 计算公式

"易孕期"第一天 = 最短一次月经周期
天数 − 18 天

"易孕期"最后一天 = 最长一次月经周期
天数 − 11 天

在用这个公式计算之前，需要连续 8 次观察、记录自己的月经周期，掌握自己月经周期的最长天数和最短天数，代入以上公式得出的数字分别表示"易孕期"的开始和结束时间。

如果通过观察，自己的月经很规律，为 28 天一次，那么可将月经周期的最长天数和最短天数都定为 28 天，代入公式，可计算出"易孕期"为本次月经来潮的第 10~1/ 天。

找出"易孕期"后，如果想怀孕，可以从"易孕期"第 1 天开始，每隔 1 天同房 1 次，连续数月，这样极有可能怀孕。

孕前营养须知

至少从孕前 3 个月就开始加强营养

受孕前 3 个月，准爸爸准妈妈都要加强营养，以提供健康优良的精子和卵子，为优良胎儿的形成和孕育提供良好的物质基础。

饮食上，准爸爸准妈妈多吃一些富含动物蛋白质、矿物质和维生素的食物，可以根据季节等情况，有选择地、科学地安排好一日三餐，并注意多吃水果。此外，备孕前 3~6 个月每天可服叶酸 0.4 毫克，以有效避免胎宝宝神经系统畸形。

良好的饮食习惯

不同食物中所含的营养成分不同，含量也不等。有的含这几种，有的含那几种；有的含量多，有的含量少。因此，最好吃得杂一些，不偏食，不忌嘴，什么都吃，养成好的习惯。

避免食物被污染

尽量选择新鲜天然的食物，避免食用含食品添加剂（如色素、防腐剂等）的食品。

蔬菜应吃新鲜的，并保证清洗干净，水果最好去皮，避免农药污染。

孕前宜多食的食物	
食物	功效
各种水果	水果中含多种维生素，能在胎儿生长发育的过程中起到促进细胞不断生长和分裂的作用
小米	富含蛋白质、碳水化合物、维生素 B 族、膳食纤维等，营养优于精米精面，具有健脾养胃、滋阴养血的功效
玉米	玉米的蛋白质、脂肪、钙、胡萝卜素、维生素 B_1 及维生素 B_2 含量都是大米及面粉所不及的，是健脑、补脑的有益营养主食
海产品	为人体提供易被吸收利用的钙、碘、磷、铁等，能促进大脑生长发育，防治神经衰弱
黑芝麻	含有近 10 种重要的氨基酸，是构成脑神经细胞的主要成分
黑木耳	胶质能把残留在消化系统中的杂质等吸附集中起来，排至体外，起到清胃涤肠的作用；具有益气、养血、健胃、止血、润燥等作用
核桃	对大脑神经细胞有益，能帮助大脑发育

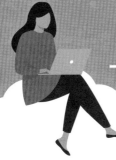

一起来制订个孕前计划吧

1. 计划受孕前半年完全停止服用避孕药，改换其他避孕方式。

2. 需要提前进行风疹疫苗的接种。

3. 家中若养了猫、狗、鸟等宠物，孕前尽量做弓形虫抗体的检查。如果孕前发现宠物有明确的病毒或寄生虫感染，应中止饲养宠物。另外，如果饲养了大型动物或性格不易控制的宠物，也应考虑中止饲养，或避免宠物与备孕者接触，以免造成伤害。对于长期饲养的家养宠物，在接受定期检查及规范免疫的前提下，可考虑继续饲养，送给亲友或寄养在亲友家中也是不错的选择。

4. 准妈妈最迟在怀孕前 3 个月就开始服用叶酸等维生素，保证营养。

5. 如果准妈妈长期患病，需要向医生仔细询问安全的用药和治疗方法。

6. 生活起居环境最好舒适宁静，远离会接触刺激性物质、辐射强或高度紧张的工作。

7. 生活方式健康规律，保证充足的睡眠，不要过于疲惫。

8. 积极锻炼身体，制订健身计划，将身体调养至最佳状态，体重调整至正常范围。

9. 准爸爸也要积极准备，远离有害物质，戒除烟酒，让精子保持充足活力。

新的生命会在妈妈的肚子里呆上 40 周，在这段时间里，孕妈妈的身体会有什么样的变化？胎宝宝是怎样生长的？孕妈妈怎样去除妊娠纹和水肿？怎样让胎宝宝吸收更好的营养……

在怀孕的每一周都要悉心呵护孕妈妈，争取孕育出一个棒棒的好宝宝。

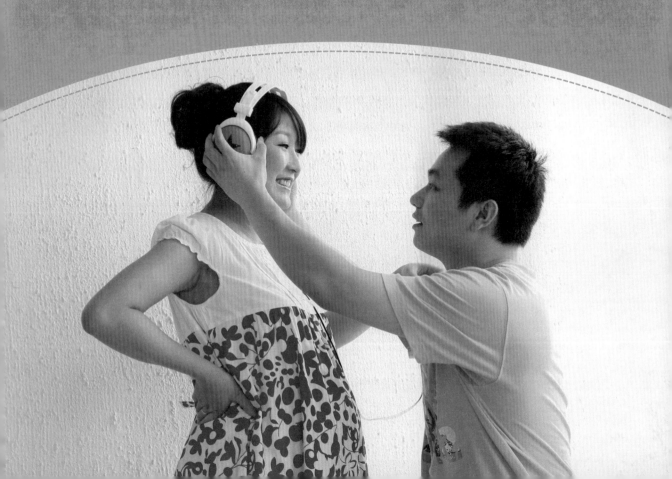

第二章

顺利度过 40 周的孕期生活

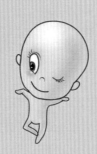

孕 5～8 周
我的心开始"怦怦"地跳了

孕 1～4 周
轻轻地我来了

孕 9～12 周
悠闲地进行水中漫步

孕 13～16 周
我有了自己的第一件玩具——脐带

孕 37～40 周
就要出来和爸爸妈妈见面啦

孕 17～20 周
我能听到妈妈说话了

孕 33～36 周
我长大了，也更好看了

孕 29～32 周
我捕捉到了清晨的一缕阳光

孕 25～28 周
在妈妈的关爱下全力地生长

孕 21～24 周
喜欢听悦耳的声音了

孕 1~4 周
轻轻地我来了

在这个月，我会悄然入住妈妈的体内，而妈妈自身还没有什么感觉呢。从此，妈妈要带着我开始另一段人生了，我要和妈妈一起享受幸福和快乐。

第1~4周
为怀孕做好准备

周数	胎宝宝的发育	孕妈妈的变化
第①~②周 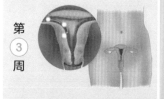	○ 第1周就是最后一次月经开始的那一周 ○ 第2周子宫为排卵做好准备	○ 孕妈妈还没有什么明显的反应和变化
第③周 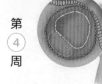	○ 精子和卵子在输卵管中相遇并完成受精的过程 ○ 受精卵从输卵管移动到子宫内，开始进行细胞分裂，此时是真正意义上的怀孕的开始 ○ 在子宫里生长的胚胎虽然体积很小，却保持着飞快的细胞增殖和生长速度	○ 阴道的分泌物增多，也会有轻微的疼痛感 ○ 由于还没有经过一个月经周期，可能还没有发现自己已经怀孕了 ○ 受精卵在着床时可能引起出血，此时即使阴道流出的血液呈现出灰黄色，而不是红色，也不要过于慌乱
第④周	○ 受精卵分裂成两部分，一部分形成胎盘，另一部分形成胎儿 ○ 进行B超检查可以观察到胎儿生存的初期场所——孕囊	○ 孕妈妈可能会有一些轻微的不舒服，有时还会感到很疲劳

本月注意事项	饮食注意事项	适宜做的运动

- 若月经未来潮，要及时确认是否怀孕了
- 要掌握好推算预产期的要领
- 保证按照饮食规则充分地摄取各种营养

- 多吃新鲜水果，多摄入维生素C，提高孕妈妈的抵抗力
- 注意摄取优质蛋白质和钙
- 可以适当服用鱼肝油和蛋黄

- 要想缓解怀孕初期的无力和疲劳状态，进行适当的伸展运动和筋骨锻炼是相当必要的

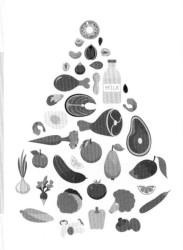

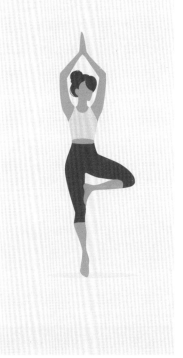

- 记得及时补充叶酸哟，在怀孕早期摄入足够的叶酸能预防贫血，降低胎儿畸形的可能性
- 多吃绿色蔬菜和水果，并保证每天喝8杯以上的水
- 宝宝的性别是由准爸爸决定的

- 饮食要均衡，避免食用被污染的食物，远离烟酒、浓茶和咖啡
- 怀孕初期不要染烫头发

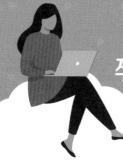

孕 1~4 周　周备忘录

1. 如果停经，就要想到是不是怀孕了，可以用验孕棒检测，也可以马上去看妇产科医生。

2. 在确认怀孕后，应该和家人、单位领导和同事商量，安排好未来十个月的生活和工作。

3. 确认怀孕后，一定不能再随便服用药物，避免进行 X 线检查。

4. 怀孕后会有诸多不适，因此要尽可能多休息，减轻疲惫感。

5. 及时补充叶酸。叶酸的补充最好是从孕前 3 个月就开始，这样可使叶酸浓度达到有效预防胎宝宝神经管缺陷发生的水平。如果没有提前补充的话，马上开始补充吧。

6. 多进行户外活动，既能补充氧气，赶走困倦，又能让心情更放松。

7. 调整好心情，抱着愉悦的心态开始怀孕十个月的生活吧。

完美准爸爸培训班

1. 宽容孕妈妈的不良情绪。有时孕妈妈的情绪会变得让人难以忍受，但准爸爸要尽量理解、包容妻子，适当开导、安慰，随时说几句贴心话，比如"怀孕让你变得更可爱了"等，努力成为调解孕妈妈不良情绪的一剂良方。

2. 开始准备当爸爸了。准爸爸要意识到，自己做的每一件事及每一次努力，胎宝宝都能感受到。自己的一言一行和情感状态，是会影响到孕妈妈和胎宝宝的。

3. 当孕妈妈坚强的后盾。孕妈妈的心理很脆弱，依赖性会增强，心里会对准爸爸有很多期望。准爸爸要尽力满足孕妈妈十月怀胎的情感需要，让孕妈妈保持安定平稳的情绪，这对母子的健康十分有益。

4. 帮孕妈妈调节情绪。准爸爸要用幽默的语言调节孕妈妈紧张消极的情绪，如"你总是愁眉苦脸、闷闷不乐，会影响到肚子中的胎宝宝哟"等。

5. 跟孕妈妈和谐相处。准爸爸要努力争当"家庭妇男"，尽量抢着做家务，特别是较重的活儿。在和孕妈妈意见不一致时，要注意控制情绪，不要让孕妈妈激动，尽量减少和孕妈妈之间的争执。

6. 减少和朋友的聚会，多陪伴孕妈妈。准爸爸要少去公共场所，以免患上传染病。最好戒烟酒。此外，孕期中要克制性生活，特别是怀孕的最初 3 个月和最后 3 个月，以免影响母胎健康，避免孕妈妈产生不良情绪。

7. 准爸爸和孕妈妈一起学习分娩知识吧。不少孕妈妈担心自己和胎宝宝遇到各种不测，害怕分娩，这时候准爸爸和孕妈妈要一起学习分娩知识，对各种异常情况的预防和处理也要有所了解，这样能帮助缓解孕妈妈的紧张情绪。

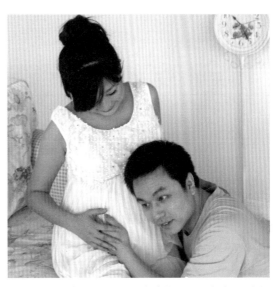

准爸爸要学会调节孕妈妈的情绪，和孕妈妈和谐相处，感受胎宝宝的存在，一起度过幸福的 40 周。

孕妈妈日常保健指南

避开受孕的"雷区"

精子和卵子如在不良的自然环境下或人体不良的生理状态下相遇，形成的受精卵容易受到干扰，质量也会受到影响。

所以，要尽量避开下面的这些受孕雷区。

情绪压抑　蜜月期间

患病期间

刚停用避孕药后

受孕雷区

早产、流产后或葡萄胎

接触放射性物质或
剧毒性物质后

饮酒后　　炎热或严寒
　　　　　季节

了解怀孕的征兆

1 月经过期不至。如果月经过了当行之日还没来，首先就应该想到有怀孕的可能。也有些女性在该来月经的时候，仍会有少量阴道出血，不过月经量比较少，经期也短些。一般来说，有正常性生活的女性，如果月经错后 1 周以后仍不来潮，就应去医院检查尿液，确定是否怀孕。

2 乳房有变化。在怀孕初期，乳房会增大一些，并且会变得坚实和沉重一些。孕妈妈会感觉到乳房有一种饱满和刺痛的感觉，而乳头周围深黄色的乳晕颜色加深，上面的小颗粒则会显得特别突出。

3 身体疲乏。在怀孕初期，不少孕妈妈会感到身体疲乏，没有力气，只想睡觉，不过这个时期不会太长，很快就会过去。

4 出现尿频。在怀孕早期，不少孕妈妈会出现尿频，有的甚至是每小时排尿一次，这是一种正常现象。膀胱位于子宫前方，怀孕后，逐渐增大的子宫会压迫膀胱，从而让孕妈妈产生排尿的意识。

5 胃口发生变化。有的女性在发现月经未至后不久（1~2 个星期），胃口就开始发生变化。有的人是平时喜欢吃的东西突然变得不爱吃了，有的人是不想吃东西了，还有的人喜欢吃些酸味的食物。一般经过半个月到一个月，这些症状就会消失。

孕妈妈应回避的工作

接触放射线辐射的工作，如医院的放射科、计算机房里的工作。

接触刺激性物质或有毒化学物品的工作，如油漆厂、农药厂、石油化工厂里的工作。

容易接触细菌的宠物医院里的工作。

经常抬举重物、上下楼梯等的工作。

高强度流水线工作。

伴有强烈的全身或局部震动的工作，如汽车售票员。

野外作业或远离他人的工作。

孕妈妈巧妙缓解疲惫

孕妈妈怀了宝宝，变得特别容易疲倦、嗜睡、头晕、乏力，这种疲倦感在孕早期和孕晚期比较明显。怀孕期间，孕妈妈最好能想睡就睡，不要做太多事情，尽可能多休息。

孕妈妈如果感到疲倦了，可用下面的方法来缓解。

按摩：闭目养神片刻，用手指尖按摩前额、双侧太阳穴和后颈，每处16下，能有效缓解疲惫。

听听优美的胎教音乐：孕妈妈可选择一些优美抒情的音乐或胎教磁带来听，有助于调节情绪。

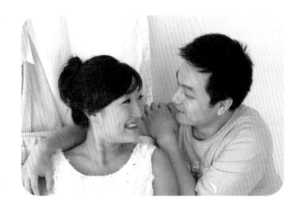

聊天：疲倦时跟家人朋友聊天，能排解烦恼、有益身心健康。

培养一些兴趣爱好：孕妈妈可以动手制作一些自己感兴趣的东西，比如小玩具、小布娃娃，或学习插花等，以转移注意力。

散步：孕妈妈可以去环境优美的小公园或林荫道上散散步，放松心情。

适当运动：孕妈妈可适当做运动，比如体操等，以促进新陈代谢和增强心肺功能，加快血液循环，有利于保持和恢复精力。此外，运动还能兴奋大脑神经活动，有效抑制思维活动，从而减轻大脑的疲劳感。

冥想：孕妈妈可以闭上眼睛，想象自己身处公园、农家小院、海边、小溪、高山等美好的景色中，放松心情深呼吸几下，能让人精神饱满。

预产期日历——一眼看出预产期

末次月经起始日　　　　预产期（日/月）

1月 Jan.

8/10	9/10	10/10	11/10
1	2	3	4

12/10	13/10	14/10	15/10	16/10	17/10	18/10
5	6	7	8	9	10	11
19/10	20/10	21/10	22/10	23/10	24/10	25/10
12	13	14	15	16	17	18
26/10	27/10	28/10	29/10	30/10	31/10	1/11
19	20	21	22	23	24	25
2/11	3/11	4/11	5/11	6/11	7/11	
26	27	28	29	30	31	

2月 Feb.

8/11	9/11	10/11	11/11
1	2	3	4

12/11	13/11	14/11	15/11	16/11	17/11	18/11
5	6	7	8	9	10	11
19/11	20/11	21/11	22/11	23/11	24/11	25/11
12	13	14	15	16	17	18
26/11	27/11	28/11	29/11	30/11	1/12	2/12
19	20	21	22	23	24	25
3/12	4/12	5/12				
26	27	28				

3月 Mar.

6/12	7/12	8/12	9/12
1	2	3	4

10/12	11/12	12/12	13/12	14/12	15/12	16/12
5	6	7	8	9	10	11
17/12	18/12	19/12	20/12	21/12	22/12	23/12
12	13	14	15	16	17	18
24/12	25/12	26/12	27/12	28/12	29/12	30/12
19	20	21	22	23	24	25
31/12	1/1	2/1	3/1	4/1	5/1	
26	27	28	29	30	31	

4月 Apr.

6/1	7/1	8/1	9/1
1	2	3	4

10/1	11/1	12/1	13/1	14/1	15/1	16/1
5	6	7	8	9	10	11
17/1	18/1	19/1	20/1	21/1	22/1	23/1
12	13	14	15	16	17	18
24/1	25/1	26/1	27/1	28/1	29/1	30/1
19	20	21	22	23	24	25
31/1	1/2	2/2	3/2	4/2		
26	27	28	29	30		

5月 May

5/2	6/2	7/2	8/2
1	2	3	4

9/2	10/2	11/2	12/2	13/2	14/2	15/2
5	6	7	8	9	10	11
16/2	17/2	18/2	19/2	20/2	21/2	22/2
12	13	14	15	16	17	18
23/2	24/2	25/2	26/2	27/2	28/2	1/3
19	20	21	22	23	24	25
2/3	3/3	4/3	5/3	6/3	7/3	
26	27	28	29	30	31	

6月 Jun.

8/3	9/3	10/3	11/3
1	2	3	4

12/3	13/3	14/3	15/3	16/3	17/3	18/3
5	6	7	8	9	10	11
19/3	20/3	21/3	22/3	23/3	24/3	25/3
12	13	14	15	16	17	18
26/3	27/3	28/3	29/3	30/3	31/3	1/4
19	20	21	22	23	24	25
2/4	3/4	4/4	5/4	6/4		
26	27	28	29	30		

注：日历中3月、4月、5月、7月、12月提示的预产期与公式计算法相比会相差1~2天。之所以出现这种情况，是因为公式计算法是以月经周期为28天的标准计算的，而预产期日历是以实际日期逐日推算的，并且有的月份天数不一样。孕妈妈可以根据实际情况自行选择便于自己计算的方法。

7月 Jul.

			7/4	8/4	9/4	10/4
			1	2	3	4
11/4	12/4	13/4	14/4	15/4	16/4	17/4
5	6	7	8	9	10	11
18/4	19/4	20/4	21/4	22/4	23/4	24/4
12	13	14	15	16	17	18
25/4	26/4	27/4	28/4	29/4	30/4	1/5
19	20	21	22	23	24	25
2/5	3/5	4/5	5/5	6/5	7/5	
26	27	28	29	30	31	

8月 Aug.

			8/5	9/5	10/5	11/5
			1	2	3	4
12/5	13/5	14/5	15/5	16/5	17/5	18/5
5	6	7	8	9	10	11
19/5	20/5	21/5	22/5	23/5	24/5	25/5
12	13	14	15	16	17	18
26/5	27/5	28/5	29/5	30/5	31/5	1/6
19	20	21	22	23	24	25
2/6	3/6	4/6	5/6	6/6	7/6	
26	27	28	29	30	31	

9月 Sep.

			8/6	9/6	10/6	11/6
			1	2	3	4
12/6	13/6	14/6	15/6	16/6	17/6	18/6
5	6	7	8	9	10	11
19/6	20/6	21/6	22/6	23/6	24/6	25/6
12	13	14	15	16	17	18
26/6	27/6	28/6	29/6	30/6	1/7	2/7
19	20	21	22	23	24	25
3/7	4/7	5/7	6/7	7/7		
26	27	28	29	30		

10月 Oct.

			8/7	9/7	10/7	11/7
			1	2	3	4
12/7	13/7	14/7	15/7	16/7	17/7	18/7
5	6	7	8	9	10	11
19/7	20/7	21/7	22/7	23/7	24/7	25/7
12	13	14	15	16	17	18
26/7	27/7	28/7	29/7	30/7	31/7	1/8
19	20	21	22	23	24	25
2/8	3/8	4/8	5/8	6/8	7/8	
26	27	28	29	30	31	

11月 Nov.

			8/8	9/8	10/8	11/8
			1	2	3	4
12/8	13/8	14/8	15/8	16/8	17/8	18/8
5	6	7	8	9	10	11
19/8	20/8	21/8	22/8	23/8	24/8	25/8
12	13	14	15	16	17	18
26/8	27/8	28/8	29/8	30/8	31/8	1/9
19	20	21	22	23	24	25
2/9	3/9	4/9	5/9	6/9		
26	27	28	29	30		

12月 Dec.

			7/9	8/9	9/9	10/9
			1	2	3	4
11/9	12/9	13/9	14/9	15/9	16/9	17/9
5	6	7	8	9	10	11
18/9	19/9	20/9	21/9	22/9	23/9	24/9
12	13	14	15	16	17	18
25/9	26/9	27/9	28/9	29/9	30/9	1/10
19	20	21	22	23	24	25
2/10	3/10	4/10	5/10	6/10	7/10	
26	27	28	29	30	31	

慎用化妆品

某些化妆品中含有害化学成分，对胎宝宝的成长不利，孕妈妈要慎用。

染发剂	不仅会引起皮肤癌，还会引起乳腺癌，且有可能导致胎宝宝畸形
口红	口红中一般含有羊毛脂，羊毛脂容易吸附空气中各种对人体有害的重金属和微量元素，也易吸附大肠杆菌，对胎宝宝的健康不利
指甲油	大多以硝化纤维素为基料，配以丙酮、乙酯、丁酯、苯二甲酸等化学溶剂、增塑剂及各色燃料制成，对孕妈妈和胎宝宝都有一定毒害作用
美白祛斑霜	这类化妆品一般都含有铅和汞，长期使用会严重危害人体的神经、消化和泌尿系统

护肤品

宝宝油宝宝霜	宝宝护肤品一般含化学添加剂较少，性质温和，刺激性弱，具有基础的保湿润肤效果
纯植物护肤品	植物护肤品用料大多取自天然，很少有过敏的情况发生。购买时应选择正规厂家的正规品牌
孕妇专用护肤品	这是针对孕妇设计的，专业性强，安全无刺激，整个孕期都能使用

孕妈妈的洗脸、护肤三部曲

1 洁面。先用温水打湿面部，挤少许洁面乳，用水揉开，轻轻按摩面部，避开眼、唇部，时间控制在 1 分钟，用流水将洁面乳冲洗干净。

2 保湿。用毛巾将脸上多余的水分轻轻压干，立即涂保湿化妆水，并用手轻轻拍打至完全吸收。

3 保养。涂乳液或乳霜，并用指腹按照从下到上、从里到外的顺序轻轻打圈按摩。

确定怀孕的几种方法

❥ 便宜好用的验孕纸

验孕纸是通过检测尿液中人绒毛膜促性腺激素（HCG）值来判断妊娠的。在同房后的 14 天左右，能通过尿液检验出是否怀孕。这种方法简单快捷，准确率可以达到 98%～99%。

操作方法： 用干净的容器收集尿液，最好是早晨第一次排的尿液。将验孕纸标有箭头的一端浸入装有尿液的容器中，等待 3～5 秒取出平放，在 30 秒后、5 分钟内观察结果。

结果 A： 只显示一条红线，是阴性，说明没有怀孕。

结果 B： 显示一深一浅两条红线，表示可能怀孕或刚怀孕不久，应隔天用晨尿再测一次。

结果 C：显示明显的两条红线，是阳性，说明已经怀孕了。

◗ 基础体温法

观察你所绘制的基础体温测量表，如果发现高体温现象持续 18 天以上，则提示可能怀孕。但是如果受到饮食、睡眠、精神状态等个人身体因素的影响，检测结果可能会有一些误差，因此本法只能作为参考，不能确定妊娠。

◗ B 超诊断法

如受孕成功，可以在月经过期 2 周，也就是妊娠第 6 周，到医院进行 B 超检查。在超声屏上能看到子宫内有圆形的光环，这就是"妊娠环"，环内的暗区为羊水，其中还可能见到有节律的原始心管搏动。

孕妈妈积极预防感冒

1 勤洗手，不用脏手摸脸、嘴巴和鼻子。

2 保持个人卫生。单独使用毛巾和餐具，每次刷完牙需要将牙刷清洗干净，将刷毛朝上，使其加速变干。

3 尽量少去人多的公共场所，外出乘坐公共交通工具时戴上口罩。

4 保持室内通风透气，还可放盆水或使用加湿器，提高相对湿度。

5 注意脚部保暖。脚部受凉容易引起鼻黏膜血管收缩，容易受到感冒病毒的侵扰。

6 多吃水果和蔬菜，少吃盐。盐对上皮细胞功能有抑制作用，会减少抗病因子的分泌。

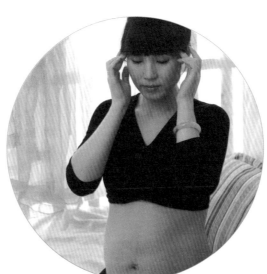

孕妈妈疲惫的时候闭上眼睛，想象身处优美的地方，转换一下心境。

孕妈妈感冒巧处理

不同感冒的处理方法

情况 **1**

孕妈妈感冒，但不发热，或是发热时体温不超过 38℃。

巧处理： 增加饮水，补充维生素 C，充分休息。如伴有咳嗽，可以在医生指导下用些不会对胎宝宝产生影响的药物。

情况 **2**

孕妈妈体温在 39℃以上，并持续 3 天以上。

巧处理： 如果是在下次月经来潮日期前，用药对胎宝宝没有影响。

　　如果感冒发生在月经未如期来潮后，此时胚胎发育进入致畸敏感期，孕妈妈高热 39℃持续 3 天就会对胎儿产生影响，需要根据专业医生的评估决定是否继续妊娠。

　　如果是病毒性感冒，发生在孕 3~8 周，并伴有高热，对胎宝宝的影响就会比较大，病毒会通过胎盘进入胎宝宝的体内，容易造成胎宝宝先天性心脏病、唇裂、脑积水、无脑或小头畸形等。感冒造成的高热和代谢紊乱产生的毒素会刺激子宫收缩，造成流产。需要在医生的指导下选择安全有效的抗感冒药物进行治疗，不可自行服药。

感冒的饮食调理方

萝卜白菜汤

材料　白菜心 250 克，白萝卜 60 克，红糖 10~20 克。

做法

❶ 白菜心切小块。白萝卜洗净，切块。

❷ 将白萝卜块放入锅中煮熟，加白菜心稍煮，再加红糖调味即可。

姜蒜茶

材料　生姜、大蒜各 15 克，红糖 10~20 克。

做法

❶ 生姜洗净，切片。大蒜洗净，去皮，切片。

❷ 将生姜片、大蒜片放入锅中，加适量水，煮至剩半碗，加适量红糖搅匀，趁热饮用，然后盖好被子，睡上一觉。

小贴士

○ 刚感冒时，觉得喉咙痛痒的话，可以用浓盐水漱口和咽喉，每隔 10 分钟 1 次。

○ 鼻子不通气的话，可以在保温杯内倒入 42℃左右的热水，将口、鼻部贴近茶杯口，不断吸入蒸气，每天 3 次。

○ 若感冒并伴有咳嗽，可以将 1 个鸡蛋打匀，加入少量白糖和生姜汁，熬水服用，2~3 次就能止咳。

孕妈妈要知道的孕期数据

胎宝宝在孕妈妈体内生长的时间：40周，280天。

计算预产期的方法：末次月经首日加上7，月份加9（或者减3）。

早孕反应出现时间：停经40天左右。

早孕反应消失时间：怀孕第12周左右。

正常胎动次数：每12小时约30次，不应低于20次，早、中、晚各测1次，将测得的胎动次数相加后乘以4，即得到每天胎动的正常次数。

正常胎心次数：每分钟110~160次。

临产标志：见红、阴道流液、腹痛，每隔5~6分钟子宫收缩1次，每次持续30秒以上。

产程时间：初产妇12~16小时，经产妇6~8小时。

孕早期妈妈需要做的常规化验

血常规：通过血液检查，能了解孕妈妈是否贫血。正常情况下，孕前和孕早期血红蛋白≥120克/升，怀孕后6~8周，血容量开始增加，至怀孕32~34周达到高峰，血浆增多，而红细胞增加少，血液稀释，血红蛋白应不低于110克/升。通过检查血常规，还可以了解白细胞和血小板等有无异常。

尿常规：孕妈妈的尿酮体、尿糖、尿蛋白指标，能反映出妊娠剧吐的严重程度。

乙肝五项检查：了解孕妈妈是否为乙肝病毒携带者，如乙肝表面抗原（HBsAg）呈阳性，则表明是乙肝病毒携带者，如果同时伴有e抗原（HBeAg）、核心抗体（HBcAb）阳性，则提示胎宝宝被感染的机会增大。孕期应定期检测肝功能，警惕黄疸、恶心、肝区疼痛等症状的发生，如出现不适要及时就医。要注意休息，保持良好的心情。要尽量避免服用药物，尤其是损肝药物。要注意合理饮食，忌烟酒、浓茶、咖啡。胎宝宝出生后要及时进行主动免疫和被动免疫。

肝功能检查：了解孕妈妈在孕早期的肝脏状况。急性病毒性肝炎患者暂不宜怀孕，否则容易加重病情，危及孕妈妈和胎宝宝的安全。通过肝功能检查，还可以对孕妈妈是否患有其他肝脏疾病进行鉴别。

血型检测：通过血型检测，可了解孕妈妈和准爸爸是否是特殊血型。如孕妈妈为Rh阴性血型，准爸爸为Rh阳性血型，胎宝宝有发生溶血的可能，孕期需动态监测母体抗体，密切关注胎儿的发育情况。

孕妈妈营养饮食

孕1~4周营养指南

1. 为了避免或减少恶心、呕吐等早孕反应，可少食多餐，饮食最好清淡一些，不吃油腻和辛辣食物，多吃易于消化吸收的食物。

2. 蔬菜要充分洗净，水果最好削皮，以避免食入残留的农药。

3. 采用合理的加工烹调方法，减少营养物质的损失，并使之符合卫生要求。避免各种食物污染，保留食物的原味，少用调味料。

4. 养成良好的饮食习惯。定时用餐，三餐之间最好安排两次加餐，吃一些点心、蔬菜和水果，或喝一些饮料（如牛奶、酸奶、鲜榨果汁等），定量用餐，不挑食偏食，多在家里吃饭，保证食物的卫生。

5. 进餐时孕妈妈最好能保持愉快的心情，营造一种温馨的进餐氛围能帮助孕妈妈增进食欲。应保证就餐时不被干扰。

6. 每天清晨空腹喝杯白开水或矿泉水。早餐要吃，并要保证质量。

7. 合理搭配食物。将茄果类蔬菜和叶类蔬菜搭配，根类蔬菜和叶类蔬菜搭配，红色、紫色或黄色蔬菜和绿色蔬菜搭配。

孕1~4周重点营养素

孕妈妈在孕1~4周，可按照正常的饮食习惯进食，做到营养丰富全面、饮食结构合理，膳食中最好含有人体所需的所有营养物质，包含蛋白质、脂肪、水、碳水化合物、各种维生素和必需的矿物质、膳食纤维等40多种营养素。

⊃ 碳水化合物

孕妈妈每天应摄入150克以上的碳水化合物。如果受孕前后碳水化合物和脂肪的摄入不足，孕妈妈会一直处于饥饿状态，容易导致胎宝宝大脑发育异常，出生后智力发育迟缓。

一般来说，在蔗糖、面粉、大米、玉米、红薯、土豆、山药等粮食作物中含有较多的碳水化合物。

⊃ 蛋白质

准妈妈要保证优质蛋白质的充分摄入，这样能保证受精卵的正常发育。可以多食鱼类、蛋类、乳类、肉类和豆制品等食物。

◗ 矿物质

各种矿物质对孕早期胎儿器官的形成发育有重要作用。富含锌、钙、磷、铜等矿物质的有乳类、肉类、蛋类、花生、核桃、海带、木耳、芝麻等。

◗ 维生素

孕妈妈要多摄入维生素 C、维生素 B 族等。维生素能保证孕早期胎儿器官的形成发育。谷类、鱼类、肉类、乳类和坚果中含有维生素 B 族。

◗ 叶酸

怀孕的第 17～30 天是胎宝宝神经管发育的关键时期，这时如果叶酸摄入不足，有可能引起神经系统发育异常。最好从计划怀孕时就开始补充叶酸，这样能有效地预防胎宝宝神经管缺陷。如果孕前没有特别注意补充叶酸，那么此刻孕妈妈必须开始补充叶酸了，每日推荐摄入量为 600 微克。叶酸普遍存在于绿叶蔬菜、柑橘、香蕉、动物肝脏、牛肉中。

孕妈妈应多吃玉米

玉米中富含维生素、蛋白质、粗纤维、脂肪酸和矿物质等，孕妈妈宜适当多食。

1 维生素。玉米富含维生素，能防止细胞氧化、减缓衰老，促进胎宝宝的智力发展。黄玉米中含有维生素 A，对孕妈妈和胎宝宝的视力有益。

2 蛋白质。玉米富含蛋白质，其中特有胶质占 30%，球蛋白和白蛋白占 20%～22%。甜玉米中天冬氨酸和谷氨酸的含量很高，这些营养对胎宝宝的大脑发育十分有利。

3 粗纤维。粗纤维能帮助孕妈妈缓解便秘，有利于肠道的健康。

4 脂肪酸。玉米中亚油酸、油酸等脂肪酸的含量很高，有助于胎宝宝的大脑发育。

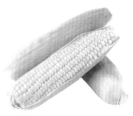

孕妈妈应少吃刺激性食物

葱、姜、蒜、辣椒、芥末、咖喱粉等能促进食欲，提升食物味道，但是这些刺激性的食物都会有较重的辛辣味道，孕妈妈食用后，它们容易随着身体的血液循环进入胎宝宝体内，对胎宝宝的身体产生不良影响，因此不可过食。

此外，在怀孕期间，孕妈妈身体大多会呈现血热阳盛的状态，这些辛辣食物大多辛温，容易加重孕妈妈的血热阳盛，从而出现生口疮、口干舌燥、便秘等不适症状。

孕 1 月推荐食谱

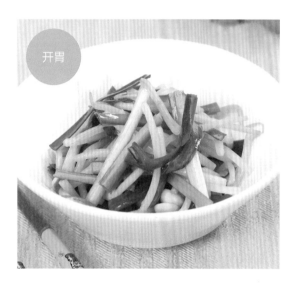

开胃

韭菜炒绿豆芽

材料 绿豆芽 400 克，韭菜 100 克。

调料 盐、葱末、姜丝、植物油各适量。

做法

① 绿豆芽掐头去尾，洗净，沥干。韭菜洗净，切段待用。

② 炒锅置火上，倒油烧热，用葱末、姜丝炝锅，爆香后倒入韭菜段、绿豆芽，调入盐后翻炒均匀即可。

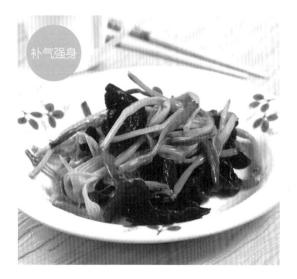

补气强身

黑木耳炒黄花菜

材料 水发木耳 50 克（干木耳 4 朵），水发黄花菜 150 克（干黄花菜 30 克）。

调料 葱花、盐、植物油各适量。

做法

① 将水发木耳和水发黄花菜洗净。

② 炒锅置火上烧热，倒入植物油，炒香葱花，放入择洗干净的木耳和黄花菜后翻炒均匀。

③ 淋入少许清水，烧至开锅后再烧 3 分钟，最后加盐调味即可。

孕妈妈做运动

孕妈妈学习几种简单的瑜伽放松法吧

在进行胎教之前，要让自己平静放松下来，这样胎教才会更有效。可是很多孕妈妈都是第一次怀孕，会比较紧张焦虑。下面介绍几种简单的孕期瑜伽放松法，帮助孕妈妈快速地平静下来。

◗ 枕臂侧躺

侧躺（任意一边），屈臂枕于头下，另一手臂置于位于上方的大腿上，膝盖稍弯曲，下方的大腿放松伸直。动作的保持时间以舒服为度，做完一侧后再换另一侧。

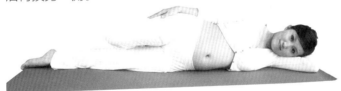

◗ 坐姿聆听

坐在瑜伽垫、床或毯子上，双腿盘坐，手臂自然放松，双手手心朝上，放在大腿上，闭眼，颈部、眼部、脸部放松。聆听有节律的细微的声音，或听些轻柔的音乐，保持10分钟。

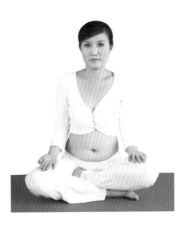

◗ 瑜伽呼吸

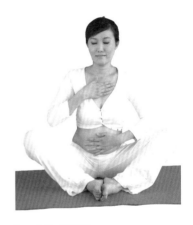

以舒适的姿势盘坐在垫子上，两脚心相对。双手分别放在腹部和胸部上，双肩自然放松。双眼微闭，均匀呼吸，用双手去感受自己的呼吸，做3~5次。

胎教课堂：情绪胎教

孕妈妈和胎宝宝是心意相通的。孕妈妈的情绪会影响肚子里的胎宝宝，孕妈妈的烦躁会让胎宝宝感到不安。情绪胎教就是让孕妈妈调节情绪，消除一些对胎宝宝不好的烦恼和忧虑，创造清新的氛围和平和的心境，通过孕妈妈的神经递质作用，促使胎宝宝的大脑健康发育。

情绪胎教的好处

1 抚平波动的情绪。孕妈妈要注意消除烦躁、易怒等不良情绪。孕妈妈应充分认识到情绪和妊娠之间有重要关联，过大的情绪波动会在一定程度上加重早孕反应。

2 消除恐惧。许多人认为分娩是孕妈妈的一道生死大关，一旦发生意外，就有可能丢掉生命，从而产生恐惧。其实，现在的医疗技术有了很大的提高，因难产致死的概率越来越低。孕妈妈要相信科学，不要过分紧张、恐惧，应以坦然、平静的心态面对分娩。

3 优化胎内环境。出生后的孩子具有怎样的品性和气质在相当程度上取决于子宫内环境的好坏。如果孕妈妈在怀孕期间修养身心，保持愉悦的心境，就能使胎儿内环境得到优化，并给胎宝宝带来许多好的影响。

情绪胎教的要点

❯ 提醒法

孕妈妈要时时提醒自己不要生气，不要着急，不要烦恼，不要悲伤，宝宝和我在一起，我不是一个人，我要坚强。

❯ 转移注意力法

离开令自己感到不愉快的场合，努力摆脱那些让人烦恼的人和事，去做自己喜欢的事，比如听听音乐或相声、看电视节目、欣赏山水风景画册、出去散步、上街购物等，用这些事将不良情绪转移掉。

转移注意力最常用的方法有以下两种。

读读优美的诗文：在清晨或傍晚的时候读些诗文，古今中外的都可以，这样孕妈妈和宝宝都可以得到诗文的熏陶呢！诗文推荐——徐志摩的《再别康桥》、王维的《鸟鸣涧》等。

欣赏欣赏名画：孕妈妈可以有意识地挑选一些古今中外的名画来赏析，这样能提高孕妈妈和宝宝的艺术鉴赏力。名画推荐——吴冠中的《江南水乡》、张大千的《荷花图》、布格罗的《小淘气》、莫奈的《睡莲》等。

◝ 宣泄释放法

如果确实感到困惑和烦恼，不妨给自己找个出口宣泄一下，将不良的情绪疏导出去，不要门房紧闭，郁郁寡欢，闷在心里。可走出去向知心好友倾诉，将自己置身于乐观的人群中，充分享受友情的欢乐。也可以在日记里述说自己的处境，让烦恼得到释放。

◝ 控制饮食法

注意不要过多食用肉、甜食等，这些食物如果食用过量，可使体液酸化，血中儿茶酚胺水平增高，易导致烦躁不安、爱发脾气等不良情绪。

◝ 有助于稳定情绪的呼吸法

当孕妈妈情绪不安时，胎动次数会比平时多3倍，最多时达正常的10倍。长期如此的话，胎宝宝的健康会受到严重影响。这里介绍一种呼吸法，对稳定情绪和集中注意力是比较有效的。取舒适的姿势，或坐或躺，腰背舒展，全身放松，双目微闭，用4~5秒的时间缓缓地吸气，让自己有一种将气体储存在腹部的感觉，然后用8~10秒的时间呼气，直到出现无意识的深呼吸为止。每天早晨起床前、中午休息前、晚上临睡前各进行1次这样的呼吸，能有效改善妊娠期的焦躁情绪。

孕1~4周胎教要点

◝ 情绪胎教

孕妈妈应保持愉悦的情绪，以此来带给宝宝积极的影响，使宝宝在出生后也能拥有这种良好情绪。可以用欣赏美景、读诗歌、看笑话等方式来调整情绪。

◝ 音乐胎教

孕妈妈在知道自己怀孕后，可以适当选取一些经典的乐曲，时不时放出来听一听，这对肚中的胎宝宝是一种很好的熏陶。

◝ 环境胎教

孕妈妈应警惕噪声，最好不要在高分贝噪声的环境中工作、居住，也不要听震耳欲聋的刺激性音乐，更不要坐拖拉机等噪声大的车辆。

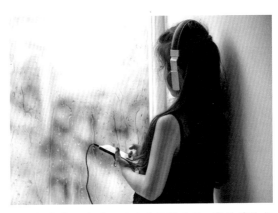

孕妈妈情绪不安时，可以进行深呼吸，帮助消除焦虑感。

本月聚焦：孕期检查

一般来说，孕妈妈在怀孕的第 12 周左右最好到户口所在地或居住地的医疗卫生机构建立母子健康手册，并进行初次检查。在怀孕的整个阶段，孕妈妈都要按计划进行身体检查，确保胎宝宝处于最优状态。

孕期检查的好处

1 了解孕妇的妊娠过程和健康状况。对孕期并发症做到早预防、早发现，及早采取措施，避免病情发展，保障孕妈妈和胎宝宝的健康。

2 对孕妈妈进行孕期保健、营养和自我监护的指导，消除孕妈妈对分娩的恐惧和顾虑，增强孕妈妈的信心和自我保健能力，减少孕期并发症的发生。

3 在孕检过程中，通过早孕初查、询问病史、全身体检等方法，可筛选出情况异常的孕妈妈，并将其转到有条件的医院进行监护。

4 对于有严重遗传病和畸形胎儿史的孕妈妈，可通过绘制家系谱图和遗传咨询，及早确诊，采取措施，防止某些遗传病的发生。

5 通过产检能发现某些异常情况，比如骨盆偏小、胎位不正等，帮助做到随时监控，及时给予纠正。

孕期检查的时间表

一般情况下，怀孕 36 周以前每 4 周检查 1 次。

怀孕 28 周以后，高危孕妇酌情 1~2 周检查 1 次。

怀孕 36 周后，每周检查 1 次。

如果发现异常，最好能随时进行检查。

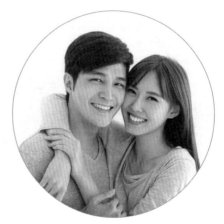

孕妈妈进行体检时，准爸爸最好陪同前往，帮助排队取号，减少孕妈妈的劳累。

孕 5~8 周 我的心开始 "怦怦" 地跳了

到了怀孕的第 2 个月，我最重要的心脏器官已经开始划分心室，并进行规律的跳动，也能开始供血了。伴随着我的不断成长，妈妈可能会有恶心、呕吐等不适反应，妈妈要有所准备啊！

第 5~8 周
注意孕吐并加强营养

周数	胎宝宝的发育	孕妈妈的变化
第⑤周	• 胎宝宝有了脉搏，脐带开始起到供给营养的作用 • 两条主心管开始收缩，脑部和脊椎开始形成	• 开始发生恶心和呕吐，疲劳感出现得更加频繁 • 由于胸部明显变大，会有衣服穿不下的感觉 • 尿频的现象比较严重
第⑥周	• 眼部长出眼睑和晶状体，上、下肢芽开始出现，可以区分出胎儿的头部、胃部和臀部了 • 肝、肺和心脏开始形成，血液循环开始运作了	• 孕吐、疲劳和尿频变得更加明显 • 偶尔会觉得乳房发痒并感到心口疼痛 • 排便习惯发生变化，可能出现便秘和痔疮等不适
第⑦周	• 做 B 超检查时，能见到胎宝宝的心脏搏动了 • 心脏变得饱满，大脑半球正在逐渐成形 • 眼珠开始发育并长出一个黑点	• 胸部也在发生变化，乳头的颜色稍稍变深，乳腺也变得发达起来了
第⑧周	• 胎儿有了嗅觉能力，眼球里色素含量增高，四肢变长 • 颈部开始发育，下肢芽分化为大腿、小腿和足，上肢芽分化为手、胳膊和肩膀	• 子宫的体积不断增大，体重也有所增加。下腹部、肋部和腿部不时出现疼痛的感觉 • 乳腺发达，孕妈妈会感觉到胸部变得更加丰满了

本月注意事项	饮食注意事项	适宜做的运动

本月注意事项

- 不要随意吃中药和营养品。孕吐严重时询问医生
- 确认是否有宫外孕的情况
- 会有些焦虑和烦躁，要想办法分散注意力，把喜欢的书找出来读一读，听听喜欢的音乐，换个心情

- 第一次就诊时需要带上自己的病历，还要仔细告诉医生自己过去是否有药物流产、人工流产的经历，家族病史如何，以及正在服用哪些药物等
- 及时补充水分，缓解便秘症状

- 如需用药，需要在医生的指导下进行
- 怀孕初期，流产的可能性很高，因此应禁止进行性生活

- 可以吃乳制品、绿色蔬菜和豆腐来补钙
- 食用海产品、肉类和牛奶等含锌量较高的食物

饮食注意事项

- 选择可以预防和减轻孕吐、贫血等症状的食物
- 注意摄取充足的水分
- 均衡营养，避免发生营养不良和脱水等症状
- 食用维生素含量丰富的食物

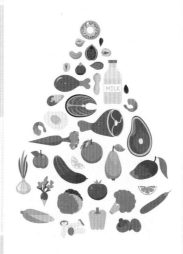

适宜做的运动

- 进入这一时期，胎盘尚未完全形成，运动的时候需要注意分寸，要格外小心
- 为不久即将隆起的腹部考虑，最好多进行一些能强壮腰部和背部筋骨的运动

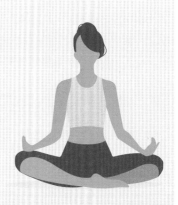

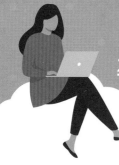

孕5~8周　周备忘录

1. 现在就挑选一家医院和固定的妇产科医生，可以开始进行产前保健了。

2. 孕妈妈尽量不要去人多的公共场合，尽量避免患上传染病。

3. 孕妈妈如在工作中需要搬运重物，要尽力而为，不能勉强自己。

4. 怀孕初期会有恶心、呕吐等早孕反应，要放松精神，不要给自己太大压力。

5. 多喝水，补充足够的水分，能让体内的有毒物质及时从尿液排出。外出上班可带点水果，保证水分的摄入。

6. 适当补充优质蛋白质。

7. 准备好塑料袋，方便在呕吐时急用。

8. 这个月的早孕反应会比较大，要学会控制情绪，多听听音乐、做做深呼吸，集中注意力。

9. 营造一个温馨的居室氛围，将常用物品放在方便取放的地方，将可能绊脚的物品重新归置。另外，要在卫生间及其他容易滑倒的地方放置防滑垫，在马桶附近安装扶手。

10. 居室最好能保持通风。

完美准爸爸培训班

调节孕妈妈的情绪

　　将室内环境布置得更为美观，放几张漂亮的宝宝画像，或摆放几盆花卉盆景，增加点大自然的气息，以陶冶情操，缓和情绪。准爸爸应鼓励孕妈妈适当参加锻炼，可在不影响胎宝宝的前提下做孕妇瑜伽。

多做家务

　　随着胎宝宝的不断生长，孕妈妈的身躯日益庞大，洗衣服、做饭等就没办法干了。这时，准爸爸就要开始做后勤保障的工作了。

1 做饭。准爸爸要仔细挑选食物，注重均衡营养，保证孕妈妈和胎宝宝的营养所需。

2 洗衣。孕期由于体内激素分泌的变化，孕妈妈特别爱出汗，准爸爸在清洗孕妈妈的衣服，尤其是内衣裤时，最好高温消一下毒。

3 准备合适的卧具。枕头以9厘米高为宜，过高会迫使颈部前屈而压迫颈动脉。理想的被子最好是用全棉布包裹棉絮。最好不要用化纤纺织物做被套或床单，容易刺激皮肤，引起瘙痒。

克制性冲动

　　在孕2月，准爸爸要抑制性冲动，因为胎宝宝在子宫里住得还不是很踏实。如孕妈妈处于性高潮，会有强烈的子宫收缩，容易加大妊娠中断的危险。因此，在孕早期的3个月里要禁止同房，保证胚胎的正常发育。

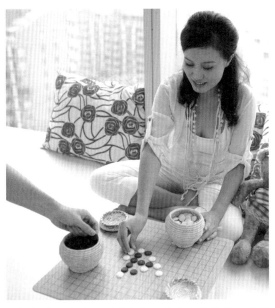

孕妈妈会因激素水平的变化产生焦虑的情绪，准爸爸要学会帮忙调解，下棋、讲笑话、读故事、给胎宝宝读卡片等都是很不错的方法。

孕妈妈日常保健指南

孕妈妈要知道的服药安全期

怀孕后，孕妈妈就肩负着两个人的健康重任了，吃喝休息都要格外小心，服药更是要特别注意。怀孕期间的用药安全，除了要考虑药物安全性的分级以外，还应注意服药的安全期和敏感期。

◑ 安全期：胚胎 2 周内（停经 4 周内）

这个时候服药不用担心宝宝畸形的问题。若无任何流产征兆，一般表示药物未对胚胎造成影响，大多可以继续妊娠。

◑ 高度敏感期：胚胎 3~8 周

这时候的宝宝对药物较为敏感，致畸药物会产生致畸作用，但不一定会引起流产。此时，就要根据药物毒副作用的大小和有关症状来加以判断。如果有相关的阴道出血，不要盲目保胎。

◑ 中度敏感期：孕 8 周到孕 5 个月

这阶段宝宝对药物的毒副作用仍然比较敏感，但多数不会引起流产，而致畸程度难以预测。此时，是否中止妊娠可以对药物毒副作用大小等因素进行全面考虑后再做决定。

◑ 低度敏感期：孕 5 个月以上

这时胎宝宝的各脏器已经基本成形，对药物的敏感性有所下降，用药后一般不会出现明显畸形，但会出现程度不一的发育异常或局部性损害。

小贴士

○ 在妊娠期，特别是妊娠早期，孕妈妈应尽量避免用药，可用可不用的药物坚决不用。确实因病必须服药的孕妈妈应严格遵照医嘱服用。

远离这些会导致宝宝畸形的药物

抗生素、抗真菌类药物	青霉素类药物毒性较小，是首选药物
	四环素类药物毒性大，会抑制骨骼发育，使小儿乳齿染色
	氨基糖苷类药物会经过胎盘进入宝宝体内，引起宝宝第八对脑神经损伤和肾脏损害
	先锋霉素类药物包括头孢氨苄、头孢唑啉、头孢克洛等，是次选药物
	喹诺酮类药物对软骨发育有影响
	磺胺类药物可导致新生儿高胆红素血症、核黄疸等
	长效磺胺可使幼鼠出现先天性异常，不用为宜
	外用抗菌药对宝宝产生的毒性较小
	利福平可导致无脑儿、脑积水和四肢畸形
	氯霉素会通过胎盘进入宝宝体内，导致新生儿灰婴综合征，还可导致骨髓抑制而引起白细胞减少或再生障碍性贫血
镇静催眠类药物	苯二氮䓬类、氯氮卓类、苯巴比妥等药物短期应用比较安全
吩噻嗪类精神药物	应在医生的指导下应用
解热镇痛药物	妊娠早期如长期服用阿司匹林，会导致宝宝腭裂、唇裂、肾脏畸形、心血管畸形、神经系统畸形；吲哚美辛可致动脉导管过早关闭
泻药	妊娠期禁用，以免发生反射性子宫收缩，从而引起流产
抗凝血药物	如双香豆素等，可能导致宝宝小头畸形，应在医生指导下服用
激素类药物	性激素，如己烯雌酚、黄体酮、炔雌醇、甲羟孕酮、甲睾酮、同化激素等对宝宝有致畸作用
维生素类药物	孕期服用维生素类药物要适量，不要过量
甲状腺素和抗甲状腺药物	在医生指导下服用
抗肿瘤药物	容易导致多发性先天性缺陷
中成药	凡说明书上注明"孕妇忌用"的中成药皆不宜服用。"孕妇慎用"的中成药孕妈妈应在医生指导下服用

孕期记事本

孕期记事就是孕妈妈将自己整个怀孕过程中的现象和变化，以及与妊娠保健有关的事项如实记录下来，这样能帮助医生了解孕妈妈的情况。为了胎宝宝的健康，一定要记好孕期日记哟。

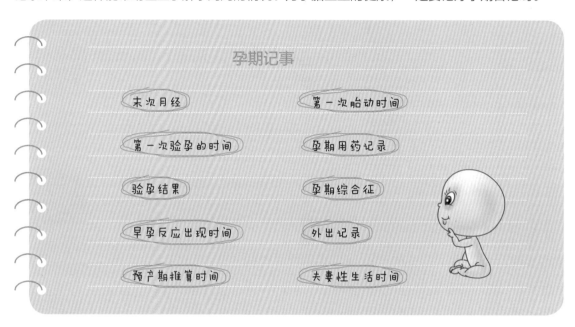

巧妙止吐好方法

⊃ 注意生活细节

心理压力不要太大。紧张或休息不好都会导致孕吐加重，因此缓解孕吐的前提是保持愉快的心情，充分休息。

如果某些食物或日用品的味道，甚至是某种声音让孕妈妈恶心、呕吐，要尽量避开它们。

少看电视，少用电脑，频闪会让孕吐加重。

准备点小零食，比如饼干、面包、馒头干等，不要饿着，因为空腹是最容易引起恶心的。

经常到户外散步，转移注意力，孕吐也就不那么明显了。

◗ 止吐验方

生姜红糖饮。取生姜 2 片，用开水浸泡 5~10 分钟，取出姜片，加入红糖或蜂蜜调匀即可饮用。

糯米生姜粉。取糯米 250 克，生姜汁 3 匙，一起放入锅中炒至糯米爆破，然后磨成粉末。每次 1~2 匙，用开水冲服，一日 3 次。

鲤鱼砂仁姜片汤。取鲤鱼 250 克，去除鳞、鳃、内脏，洗净。取砂仁 6 克捣碎。取生姜 15 克，洗净，切片。将砂仁和姜片放入鱼腹内炖熟，然后一同食用。

◗ 调试心情，应对孕吐

孕妈妈要学会调节心情，消除对孕吐的心理顾虑，保持轻松愉快的心情，对自己和胎宝宝都要有信心，这样能更好、更快地度过孕吐反应期。

◗ 运动止吐法

适量的轻微运动，比如散步、做孕妇操等，能锻炼身体，改善心情，也能减轻早孕反应。所以，孕吐的孕妈妈更不能因身体不适就拒绝运动，整天卧床休息，这样会让心情更烦闷，身体也会更倦怠，同时还会影响食欲。

孕期减压原则

怀孕期间往往会有很多不适，比如恶心、疲劳、尿频、水肿、背痛等，身体的急速变化容易导致感情脆弱。所以，孕妈妈要提前做好疏解压力的心理准备。

找到压力源，及时疏通。感到有压力是正常的，分析一下造成压力的原因，采取一切可行措施，解决造成压力的源头问题。

避免消极反应。最好避免通过远离人群、睡眠等来逃避问题，不要通过不吃饭或吃垃圾食品、酗酒、吸烟等来逃避压力。可以定期进行有益身心的活动，身体会释放出内啡肽和复合胺，提高身体的抗压能力。

照顾好自己。安排好自己的日程，让自己有时间去做放松的事情。锻炼、冥想、深呼吸、看书、听音乐等都可以让自己放松。

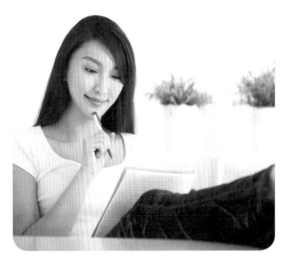

孕期工作轻松舒适小妙招

1. 准备鞋盒和拖鞋。鞋盒当作搁脚凳，必要时换上拖鞋。

2. 穿舒适的鞋子、长袜。

3. 穿宽松舒适的连衣裙，方便坐下或站起。

4. 多喝水。

5. 勤去卫生间。

6. 将桌椅调整得尽可能舒适。

7. 避免进入危险的工作场所。

8. 用深呼吸、舒展肢体、简单的散步等来减压。

正确认识辐射

电离辐射是指一切能引起物质电离的辐射总称，包括 α 粒子、β 粒子、γ 射线、X 射线、中子等，如医院用的 X 射线诊断机、γ 射线治疗机，核医学用的放射性同位素试剂，安检时的探测机等。

非电离辐射是指能量比较低，并不能使物质原子或分子产生电离的辐射，一般的家用电器产生的辐射都属于非电离辐射。家用电器的单独辐射基本上是安全的，但长时间、大量的家电辐射还是要避免的。所以，孕妈妈一般情况下没必要穿辐射服来防辐射。

◗ 非电离辐射

手机、电脑、微波炉等产生的辐射，不会造成胎儿畸形，可放心使用。

◗ 电离辐射

有一定危害，尽量远离。

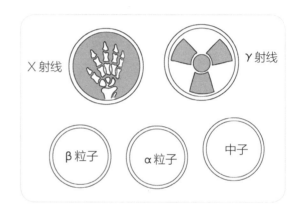

安检仪有铅帘保护出入口，比较安全。

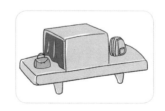
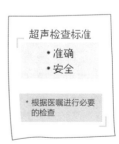

孕期 B 超检查的时间和辐射量也都控制在安全范围内，避免对胚胎产生损害，是安全的。

日常生活检测项目

怀孕期间，有能做的事情，也有不能做的事情，像购物或搬家等日常生活中经常发生的事情不可避免。假如是不得不做的事情，最好调整好时间，减轻身体负担。

日常行为	孕早期	孕中期	孕晚期	备注
上夜班或过度疲劳、熬夜	绝对不可	不可	绝对不可	不能因怀孕改变生活节奏，不要过度疲劳。初期有流产的危险，后期有早产的可能
抬举重物	谨慎	不可	绝对不可	腹部越是隆起，负担越重。一定要避免做需要腰部用力的事情
搬家	谨慎	不可	绝对不可	可能的话尽量避免。非做不可的话，最好在怀孕28周前进行
站着或坐着长时间干活	谨慎	不可	绝对不可	要尽量避免长时间干活。要保证休息的时间
干吃力的家务活	不可	不可	绝对不可	避免洗窗帘、桌布等大型物件，避免为红白事进行大量准备和事后洗刷工作
蹲着干活	不可	不可	绝对不可	绝对不能采用蹲坐的姿势，应该平稳地坐着干活
洗桑拿	不可	不可	绝对不可	怀孕期间最好避免去蒸气室和桑拿浴等场所
化妆	可以	可以	可以	化妆可帮助调节情绪，但化妆品最好选纯植物的
购物	可以	可以	可以	购物要简单，时间不要超过1小时。购物过程中累的话，要注意休息，在眼疾、流感等肆虐的时期，绝对不要到人多的地方去
骑自行车或摩托车	谨慎	谨慎	绝对不可	容易刺激到子宫，如果不慎摔倒，还会伤及腹部
憋大小便	绝对不可	绝对不可	绝对不可	想去厕所的时候就及时去，不能硬憋，尤其是小便，硬憋是非常不好的

日常行为	孕早期	孕中期	孕晚期	备注
乘坐公共交通工具	可以	可以	谨慎	尽量避开车辆高峰时间。早孕反应严重的孕妈妈在怀孕初期乘坐公共交通工具会觉得更加难受
长时间坐在电脑前	谨慎	不可	绝对不可	最好随时站起来做一些简单的运动，以保持血液循环畅通
夫妻吵架	不可	不可	绝对不可	避免夫妻吵架，保持良好的情绪
进行有氧运动	小心	可以	谨慎	不能做过于剧烈的有氧运动，怀孕后期可以用体操之类的简单动作来代替有氧运动
游泳	谨慎	可以	不可	游泳池中的水一般都比较凉，怀孕初期和后期都应该避免游泳。怀孕后期游泳不仅会造成子宫收缩，还容易诱发感染等危险
登山	谨慎	可以	不可	运动不要太剧烈，在妊娠中期保持适量的运动（如登较平缓的山）会有一定的积极影响。不过在后期会带来不利影响
发笑	可以	可以	可以	笑的强度很重要。突然间的爆笑会带来不利，造成精神上的压力
穿牛仔裤	可以	可以	可以	如果是比较宽松的牛仔裤没有关系，不过要避免穿太紧身的牛仔裤
烫发或染发	绝对不可	不可	不可	怀孕期间尽量不要烫发，染发剂中一般含有致癌物质，更应绝对避免
摄取营养剂	可以	可以	可以	水溶性维生素服用后会排出体外，即使不定量或大量服用的话也不用过于担心。但是，过多地摄取了脂溶性维生素或钙、铁等无机物质的话容易产生隐患，应定量服用
吃冰激凌、白糖等甜食	可以	谨慎	谨慎	甜食热量高，最好不吃。即使为了调节情绪，也不能吃得太多
照X线片	绝对不可	不可	不可	怀孕初期绝对不能进行X线检查。为了明确疾病诊断必须要做时，可以遮住腹部进行

孕妈妈营养饮食

孕5~8周营养指南

在怀孕的第5~8周，胎宝宝还不需要过多营养，孕妈妈保持正常饮食即可，可适当摄入些优质蛋白质，来满足胎宝宝的生长发育。

1 多吃能减轻呕吐的食物。如孕妈妈有轻微的恶心、呕吐现象，可多吃点烤面包、饼干、米粥等能减轻呕吐的食物。干食品能减轻孕妈妈的恶心、呕吐；稀饭能补充因恶心、呕吐而失去的水分。

2 多吃富含淀粉的食物。淀粉类食物能提供必需的能量。

3 不必勉强自己吃脂肪类食物。由于早孕反应，有的孕妈妈会吃不下脂肪类食物，此时也不要勉强自己，可以通过吃豆类、蛋类、乳类食品等来补充脂肪。

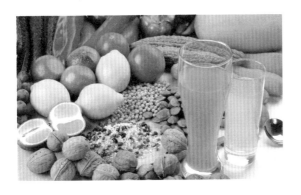

孕5~8周重点营养素

孕2月，胎宝宝的神经系统、内脏、五官、四肢等都会形成雏形，孕妈妈要注意补充叶酸及其他维生素、矿物质、蛋白质、脂肪等营养素。

1 优质蛋白质。孕5~8周，胎宝宝还比较小，发育过程中不需要大量营养素，摄入的热量不必增加。孕妈妈正常进食，并适当增加些优质蛋白质的摄入即可。蛋白质每天的摄入量应以80克为宜。

2 维生素。叶酸、维生素B族、维生素C、维生素A等营养素是胎宝宝正常发育必需的营养物质。孕妈妈可以通过多食新鲜的蔬菜、谷物和水果等来补充。

3 水分。若早孕反应严重，剧烈呕吐容易引起人体水盐代谢失衡，孕妈妈需要多补充水分。

4 矿物质。孕5~8周，胎宝宝处于重要器官的发育阶段，孕妈妈要适量补充一些微量元素，多吃核桃、芝麻等干果，对胎宝宝的大脑发育有利。

孕妈妈宜多食能减轻早孕反应的食物

在孕 5 ~ 8 周，孕妈妈开始有烦躁不安、食欲较差等早孕反应，这时应多吃能健脾开胃、愉悦心情的食物，如苹果、糍粑、石榴、红豆汤、鸭蛋、鲈鱼、白菜、红枣等。此外，适当多喝牛奶或多吃水果等可保证水分的摄入。

孕妈妈宜多补充维生素 E

维生素 E 又称生育酚，能有效防止孕期流产，适合在孕早期多食。富含维生素 E 的食物有杏仁、杏仁油、葵花子、玉米油、核桃、棉籽油、花生油、小麦胚芽、榛子、花生、全麦面粉等，孕妈妈不妨多食上述食物。

孕期需要摄入的营养素

孕程	营养素	功效	食物来源
孕早期 孕 1~3 月	叶酸	参与细胞分裂和组织细胞的形成	绿色蔬菜
	蛋白质	建造身体结构，合成激素、酶和抗体	牛奶及奶制品、蛋类等
	水	是构成身体的成分，可滋润皮肤，参与代谢	水、饮料、食物等
	维生素 A	保护视力，维持骨骼和牙齿的发育	鱼肝油、动物肝脏等
	维生素 E	维持红细胞数量和循环系统功能活动正常	大豆、植物油、坚果类、绿叶蔬菜等
孕中期 孕 4~7 月	维生素 C	使细胞排列更紧密，维持皮肤和血管功能正常	柚子、橘子、樱桃等
	钙	参与凝血，维持渗透压，参与骨骼形成	牛奶、牡蛎、豆腐等
	脂肪	保护内脏器官，供给热量，维持皮肤结构	食用油、黄油、坚果等
	糖类	供给热量，建造身体结构，合成抗体	奶类、豆类等
孕晚期 孕 8~10 月	维生素 D	促进钙吸收，进而促使骨质钙化	鱼肝油、动物肝脏、蛋黄等
	铁	预防孕妈妈和胎宝宝贫血	猪肝、猪血、猪腰等
	锌	促进胎宝宝的大脑发育	动物肝脏、花生等
	碘	促进甲状腺素的生成，促进蛋白质合成	海带、紫菜、海鱼等

孕 2 月推荐食谱

大白菜炒鸡蛋

材料 大白菜 200 克，鸡蛋 2 个。

调料 葱花、盐、植物油各适量。

做法

① 大白菜洗净，切片。鸡蛋磕开，搅散成蛋液。

② 炒锅置火上烧热，倒入植物油，淋入鸡蛋液炒熟，盛出。

③ 原锅倒入适量底油烧热，炒香葱花，放入大白菜片翻炒至熟，下入炒熟的鸡蛋，加盐翻炒均匀即可。

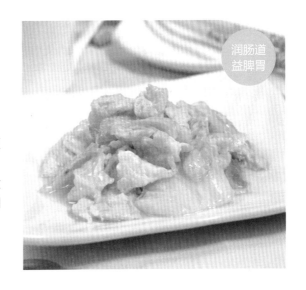

润肠道
益脾胃

银鱼煎蛋

材料 银鱼 300 克，鸡蛋 5 个。

调料 盐、葱末、料酒、胡椒粉、植物油各适量。

做法

① 鸡蛋磕入碗中，打散。银鱼去头，洗净，沥干，用盐、料酒、胡椒粉、葱末拌匀，腌渍。

② 炒锅置火上，倒油烧至六成热，倒入银鱼炸熟，捞出，倒入蛋液内搅匀。

③ 炒锅上火，倒油烧热，将银鱼蛋液倒入锅内，煎至金黄色，烹入料酒翻炒均匀即可。

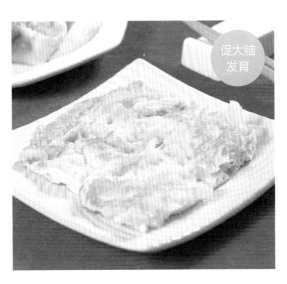

促大脑
发育

孕妈妈做运动

孕妈妈适时、适量地进行锻炼，可以促进胎宝宝大脑及肌肉的健康发育。研究表明，凡是在宫内受过"体育"运动训练的胎宝宝，出生后做翻身、坐立、爬行、走路等动作的时间都明显早于一般的宝宝。

孕妈妈运动好处多

1 消除孕妈妈的疲劳和不适，使其心情舒畅。

2 使胎宝宝适应位置改变及子宫内的羊水晃动，锻炼胎宝宝的平衡能力。

3 促进全身血液循环，增加胎盘供血，有利于胎宝宝的健康发育。

4 增强孕妈妈腹肌、腰背肌和盆底肌的张力和弹性，使关节、韧带松弛柔软，有利于孕妈妈正常妊娠及顺利分娩。

5 控制孕期体重的增加，促进产后形体恢复。

适合孕妈妈的运动

孕妈妈的运动以轻柔和缓为宜，如散步、瑜伽的某些动作、太极、柔软体操等。在进行运动时要注意运动强度，以不出汗或轻微出汗为宜。要特别注意的是，运动姿势绝对不能引起对腹部的牵拉。

运动的注意事项

孕妈妈在运动时的一个大忌是疲劳，孕妇千万不能过度疲劳，也不要运动到身体过热，也就是说孕妇不宜做出汗过多的运动。对于孕妇来说，应以不累、轻松、舒适为运动限度。

在运动期间一定要多喝水，但不要只喝白开水，最好补充一些果汁等。可乐及运动饮料都不适合孕妈妈饮用。

在运动时如果孕妈妈出现阴道出血或有液体流出，出现不寻常的疼痛或突发胸痛、呼吸困难、严重或持续的头痛、头晕等问题，一定要立即停止运动，最好马上去医院检查。另外，如果在停止运动半小时后仍然有持续宫缩，也不能再运动了。

胎教课堂：胎教日记

怀孕期间，体内激素会发生变化，孕妈妈在一天内可能会时而感到忧郁，时而感到幸福，情绪时刻处于起伏不定的状态。在这种情况下，孕妈妈最好养成写日记的习惯，在写日记的时候可以多想想将要出生的宝宝，借此让自己逐渐进入平静的状态。孕妈妈写日记时，可将当天发生的事情和自己的苦恼、担心、喜悦、感激等情感记录下来。

日记胎教的好处

1 使内心平静下来。孕妈妈往往会有一种不安的感觉，通过写日记可以更好地了解自己，使孕妈妈不安的情绪平静下来，并逐步加深对胎宝宝的爱意。和准爸爸一起写日记还能增进夫妻感情，自然而然地提升胎教效果。

2 起到如同与胎宝宝对话的作用。在写日记时，孕妈妈应该从心里跟胎宝宝进行对话。除了心情文字以外，孕妈妈可以把 B 超的照片贴在日记本里，还可以将每个月发生的外貌变化贴在日记本里，今后一定会成为美好的回忆。

3 记录下孕妈妈和胎宝宝的变化。一本好的胎教日记往往涵盖怀孕期间孕妈妈和胎宝宝的所有身体变化，检查日当天的日记内容最好能让人一目了然地了解检查过程、孕妈妈的状况、胎宝宝的各项指标等细节。

日记胎教的要点

1 选购一本自己喜欢的日记本。学生专用的笔记本或是带有漂亮图片的手册都是不错的选择。孕妈妈可将日记本放在最显眼的地方，以便随时记录内心感受。孕妈妈还可以把它当做怀孕期间最亲密的朋友，分享所有的秘密和心里话。

2 完全按照自己的想法来写。日记的形式不需要特别固定，可以写得很长，也可以写得很短，或是写成一封信。建议在睡觉前像与胎宝宝进行交谈一样把自己想说的话写成一封信。孕妈妈一定要坦率地面对自己，将自己的内心展露出来。

3 将消极想法转化成积极想法。不少孕妈妈对即将成为妈妈的事实感到不安，担心自己生下畸形儿，担心怀孕之后夫妻疏远。对此，孕妈妈要坦率地面对，一边思考一边将自己的想法向积极的方向转变，带给胎宝宝积极的影响。

孕 5~8 周胎教要点

⦿ 语言胎教

虽然宝宝仍然只是一个小胚胎，但准爸妈的爱子之心恐怕已经再也按捺不住了吧！准爸妈要每天和宝宝说话，让宝宝熟悉父母的声音，唤起宝宝最积极的反应，这样有益于宝宝的智力发育和情绪稳定。

⦿ 情绪胎教

孕妈妈心平气和、心态良好，能帮助自己度过早孕反应期，胚胎也会安然舒适地在子宫内成长。孕妈妈在感到烦躁或情绪消极时，要有意识地让自己平静下来，将积极的情绪传递给宝宝。

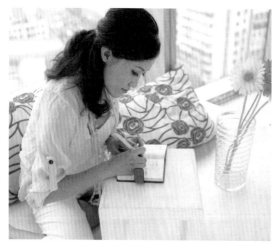

把每天发生的事情写下来，读给宝宝听，让宝宝熟悉你的声音吧！

⦿ 美育胎教

孕妈妈应多到公园或风景秀丽的地方散步，将感受到的美通过神经传导传递给胎宝宝，让胎宝宝体会到生活中的美。

胎教日记示例

某年某月某日　天气晴朗，微风

我的天使，
我的小天使，
我的小小天使！

今天，我觉得肚子里"咯噔"一下，是你在动了吧，是在玩吧……哎呀，真可爱。你在妈妈的肚子里活动和呼吸一定很自在吧。妈妈现在能真实地感觉到与你同在了呢！

本月聚焦：早孕反应

早孕反应有哪些

在怀孕初期，不少孕妈妈会出现早孕反应，如食欲缺乏、厌食、轻度恶心、呕吐、头晕、倦怠，甚至低热等。早孕反应一般在妊娠的第6周出现，以后明显增加，在9~11周最重，但大多在孕12周就自行缓解了。

早孕反应有种严重的情况是妊娠剧吐，开始表现为一般的早孕反应，但慢慢就出现反复呕吐，除了早上起床后恶心和呕吐以外，甚至会发展到连闻到做饭的味道、看到某种食物就呕吐。孕妈妈如严重呕吐，身体就会消耗掉很多脂肪，使中间代谢物质酮体在体内聚集，比较容易引起脱水和电解质紊乱，形成酸中毒和尿酮体阳性。这时候，孕妈妈的皮肤会发干、变皱，眼窝凹陷，形体消瘦，对孕妈妈和胎宝宝的健康都不利。

出现早孕反应的原因

1 人绒毛膜促性腺激素分泌。早孕反应出现的时间与孕妈妈血液中人绒毛膜促性腺激素出现的时间吻合，该激素可导致恶心、呕吐等早孕反应。

2 自主神经功能失调。一般来说，情绪不稳定的孕妈妈早孕反应比较严重。并且，若孕妈妈与准爸爸感情不和，在不想要孩子却怀孕了的情况下，也会有比较严重的早孕反应出现。

巧妙缓解早孕反应

1 了解相关知识。多了解些相关的医学知识，明白孕育生命是一项自然规律，是苦乐相伴的，这能增强孕妈妈对早孕反应的承受力。

2 放松身心。早孕反应是正常生理反应，大多数的孕妈妈在妊娠2个月后就会逐渐缓解，所以要用积极的心态来面对。

3 调节不安情绪。孕育生命是件很自然的事情，应该正确认识怀孕中出现的不适，学会调节自己的情绪。多做些自己喜欢做的事情，通过邀朋友小聚、散步、聊天等来改善情绪。

4 家人要体贴、关照孕妈妈。孕妈妈的早孕反应和情绪的不稳定会影响其正常生活，这时候更需要家人的体贴和关心。家人应该积极分担家务，营造幽默的居家氛围，使孕妈妈轻松度过早孕反应期。

5 对孕吐有正确的认识。一般的早孕反应不会对孕妈妈和胎宝宝造成影响，但如果呕吐严重，甚至发展到不能进食，就需要及时就医了。

6 吃喜欢的食物。孕妈妈能吃什么，就吃什么；能吃多少，就吃多少。在这个阶段，宝宝还比较小，不需要过多营养，孕妈妈坚持平时的健康饮食即可。

尽量不通过服用药物来抑制孕吐

在妊娠时，孕妈妈大多会有程度不同的早孕反应。目前市面上没有有效抑制孕吐的药剂。孕妈妈不宜擅自服用药物来抑制孕吐。

孕妈妈在有孕吐等不适症状时，往往也是最容易流产的时刻，这时如果胎宝宝受到Ｘ线的照射、药物的刺激或病原体的感染，容易导致畸形。孕妈妈如服用抗组胺药等抑制孕吐的镇吐药，很可能导致胎宝宝畸形。

所以，切记不要盲目用药。出现孕吐时，孕妈妈应放松身心，吃些清淡和有助于缓解孕吐的食物。身体虚弱时，可遵医嘱接受治疗。

小贴士

有助于缓解早孕反应的七大类食品

○ 奶类：牛奶，若不爱喝牛奶，可以喝酸奶，也可以吃奶片。

○ 肉类：以清炖、清蒸、水煮、水煎、爆炒为主要烹饪方法，比如水煮鱼、清蒸鲈鱼等，不要采用红烧、油炸、油煎等烹饪方式。

○ 谷类：面包、麦麸饼干、麦片、绿豆大米粥、八宝粥、玉米粥、煮玉米、玉米饼等。

○ 蔬菜：各种新鲜的蔬菜，可凉拌、素炒、焓、醋熘等。

○ 水果：柠檬、苹果、香蕉、草莓、橙子等。

○ 坚果：花生、核桃、松子等。

○ 姜片：姜片是能有效缓解孕吐的食物，如果感到恶心可以含两片姜片，或喝口姜汁。

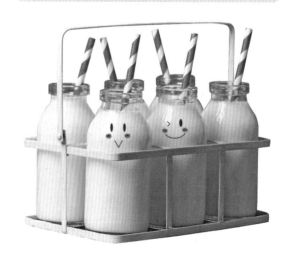

孕 9~12 周
悠闲地进行水中漫步

我现在从牙胚到脚趾都很齐整了，我在妈妈的子宫里忙碌地运动着，时而踢腿，时而舒展身体，时而悠闲地"散步"。啊，生活过得好惬意啊！

第 9~12 周
记得为胎宝宝建立档案

周数	胎宝宝的发育	孕妈妈的变化
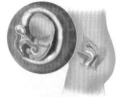第⑨周	○ 视网膜的神经细胞开始生成，面部肌肉和上嘴唇也进入了发育阶段 ○ 长出了手指和脚趾，连接头和躯干的颈部变得清晰可见	○ 腰部开始变粗，子宫长到了葡萄柚般大小 ○ 乳房下部有可能会出现静脉曲张的情况
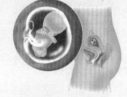第⑩周	○ 双眼逐渐向脸部中央移动，肠胃也到达其最终的位置上 ○ 女宝宝长出了阴蒂，卵巢也开始慢慢生长	○ 腹部的变化逐渐开始明显 ○ 乳房的重量有一定程度的增加
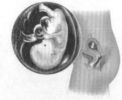第⑪周	○ 颌部逐渐形成，颈部长度增加，外生殖器也变得十分明显了 ○ 开始长出牙齿，也形成了皮肤毛囊	○ 子宫几乎占据了骨盆，耻骨以上的下腹部出现感觉上的变化 ○ 随着血液供给量的上升，可以观察到乳房附近的静脉呈青色
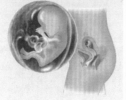第⑫周	○ 软骨组织进一步成形 ○ 随着内生殖器的生长，已经能辨别出宝宝的性别了	○ 由于产生了羊水，身体的重量进一步增加，肋部、臀部和腿部逐渐变得丰满 ○ 乳房继续增大，可能有长时间的疼痛感，在重量增加的同时也变得柔软起来

本月注意事项	饮食注意事项	适宜做的运动

本月注意事项

- 充分摄取各种蔬菜和水果，注意摄入足够的铁、纤维素和叶酸
- 避免长时间洗热水浴和桑拿，还要防止电磁波等因素对胎儿造成伤害

- 多摄取低脂肪肉类（如鱼肉）、鸡蛋和坚果来补充蛋白质
- 坚持适量运动和均衡饮食

- 通过B超检查能得知胎宝宝的大小和生长速度
- 如果胎盘存在异常，通过B超检查就能发现

- 在生活中要防止发生跌倒和受伤等意外
- 注意控制体重，不要使体重增长的速度过快，保证铁和钙的摄入量

饮食注意事项

- 多吃一些有助于心脏和脑部发育的食物，如高蛋白和铁含量充足的食物等
- 食用富含叶酸的菠菜和生菜，避免发生营养不良或脱水等情况
- 多食富含纤维素的食物，以防止便秘

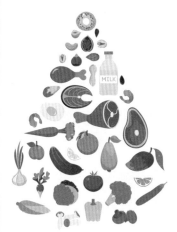

适宜做的运动

- 由于受到脊椎的压迫，骨盆和臀部的骨骼可能会有疼痛的感觉，时常活动骨盆周围的肌肉能有效缓解不适

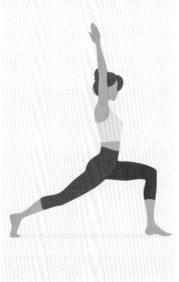

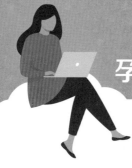

孕 9~12 周　周备忘录

1. 在孕 3 月就要接受初次产前检查了，建立母子健康手册，以后应按照医生的要求进行定期检查。

2. 不要长时间站立或下蹲，千万不要提重物，并且要避免从事可能会使身体受到震动和冲击的工作。

3. 睡眠要充足，可以在中午安排一个短暂的午休。

4. 空腹容易加重早孕反应，上班时可带些小零食，在不影响工作的情况下随时吃一点。

5. 在工作时要多跟领导和同事沟通，以获得理解和帮助。

6. 多去卫生间。孕期随着子宫的不断增大，膀胱会受到压迫，所以随时排净小便很重要。

7. 孕妈妈如有少量出血或下腹疼痛，最好马上卧床休息，并联系医生。

完美准爸爸培训班

给孕妈妈按摩

随着胎宝宝的长大，孕妈妈的内分泌活动会发生变化，情绪波动会很大，容易出现紧张、焦虑不安等情绪。准爸爸可学着帮孕妈妈按摩，这样既能促进血液循环，减少不适，又能让孕妈妈感受到准爸爸的暖暖爱意。

一起来学习下面的简单按摩手法吧。

❯ 按摩手法

双手放在孕妈妈头部两侧轻压一会儿，帮助进行放松，再用手指轻揉整个头部。

双手轻按前额中央位置，然后向两侧轻扫至太阳穴。轻轻按压眼部周围。

双手放在孕妈妈的下巴中央，然后向上扫至太阳穴。

将食指及中指沿着孕妈妈的下耳部四周前后轻按。

孕妈妈情绪波动比较大，也容易劳累，准爸爸多帮孕妈妈按摩，能缓解疲劳，调畅心情。

帮孕妈妈洗头发

怀孕期间，孕妈妈可能因为身体的原因不便洗头发，准爸爸应主动来帮忙。

准爸爸最好给孕妈妈选择无刺激性的、适合孕妈妈发质的洗发水。

为准妈妈洗头发时，要轻轻按摩，保持水温适中。

洗完头发后，尽量不要用吹风机吹干头发，因其吹出的热风中含有石棉纤维微粒，可通过呼吸道和皮肤进入血液，给胎宝宝带来不良影响。准爸爸可以用一条吸水性好、透气性佳、抗菌又卫生的厚毛巾来为孕妈妈擦干头发。

小贴士

○ 在按摩前，准爸爸要彻底洗净双手。

○ 可在睡前进行按摩，帮助孕妈妈放松神经，改善睡眠。

○ 按摩的时间长短应根据孕妈妈的需要而定，一般每个部位按摩 10 分钟左右。

○ 按摩的位置没有特别要求，只要舒适即可。

○ 按摩的同时如果使用宝宝油或无害精油，效果更好。

孕妈妈日常保健指南

缓解抑郁情绪的小窍门

自我减负	告诫法	想想自己的一举一动胎宝宝都在注视着呢，告诫自己不要生气，不要着急，不要过于追求完美
	转移法	离开让你感到不愉快的场景，消除心中的烦恼
	协调法	每天抽空去宁静的地方散散步，做做体操，让心情舒畅起来
	呼吸法	感到烦躁时，可以深呼吸，放松全身，微闭双目，用鼻子慢慢吸气5秒，然后用10秒将气通过鼻子或嘴慢慢呼出来，反复呼吸3分钟
	美容法	孕妈妈可以尝试变换一下发型或衣服等，能让自己的心情变得不一样
	手工法	可以学习一些简单的手工制作，如插花、折纸、十字绣等。动手的工作能帮助你集中注意力，平心静气，增加满足感和成就感
寻求支持	和准爸爸交流	保证每天有一定的时间跟准爸爸交流，这样自己就不会那么孤独无助了
	置身于乐观向上的人群中	将自己置身于乐观向上的人群中，能让自己保有积极的情绪和心态，积极对抗抑郁
	向亲朋求助	向亲朋适当表达自己的情绪和感受，宣泄不良的情绪
	上网、逛论坛	适当上上网，看看育儿、早教频道，逛逛论坛，和其他孕妈妈交流心得，能有找到"集体"和"归属"的感觉
	向同事请教	向有孕育经验的同事或朋友请教，这能让你在角色转换时不那么焦虑
充实精神生活	听音乐	早晨起床后，可听欢快活泼的音乐，让心情变好；午后听一些积极向上的音乐，能振奋精神；晚上可听些轻柔舒缓的音乐，帮助安眠
	读书	阅读能让你的思维集中在文字上，进入想象中的世界，放松紧张的身体和大脑，抚平凌乱的心绪

孕妈妈适合穿什么衣服

棉质或天然纤维制品。

轻、薄、软、宽大而得体的内衣。

宽松的上衣，有弹性也合身的裤子。

低跟、质软、不用系带的鞋子。

按摩改善面部皮肤粗糙、松弛，去除黑斑和皱纹

女性在怀孕后，由于生理上的变化，面部会出现皮肤粗糙、松弛、长黑斑和皱纹等现象。为了让孕妈妈的脸部更加干净清爽，不妨试一试下面的按摩方法吧。

1 额部按摩。将双手的中指及无名指放在额头上，分别自额心向左、右两边做小圈按摩。连续按摩6圈后，在左、右两边的太阳穴上轻轻按压一下。

2 眼角按摩。用两手的手指自两边眼角沿着下眼眶按摩6小圈，然后绕过眼眶，回到眼角处轻轻按压一下。

3 鼻部按摩。用手指自太阳穴沿额头、鼻梁滑下，在鼻头两侧自上而下做小圈按摩，共按摩8小圈，然后手指回到太阳穴处，重复此动作。

4 嘴角按摩。用两手中指及无名指在嘴角两侧做8小圈按摩。

5 脸颊部按摩。用双手的拇指和中指分别沿着脸颊四周做大圈按摩，共按摩8圈，然后在太阳穴处轻轻按压一下。

职场孕妈妈的舒适小道具

1 塑料袋——避免孕吐尴尬。怀孕前3个月的早孕反应比较强烈，可以在办公桌上准备几个深色的塑料袋，万一突然觉得不舒服，又来不及往卫生间跑，就可以迅速抓起手边的塑料袋吐在里面，但要记得处理掉用过的塑料袋。

2 小毯子——随时注意保暖。夏天，如果办公室的空调温度调得太低，要记得用小毯子搭在身上，以避免受凉。冬天将小毯子盖在腿上或披在身上，更能防寒保暖。

3 小木槌、靠垫——减轻腰酸背痛。将一个柔软的靠垫放在椅子上，这样靠在上面工作就会很舒服。坐久了腰部容易酸痛，可以用小木槌敲敲打打，以减轻肌肉疲劳。

4 暖手鼠标垫——冬天让手部更暖和。将暖手鼠标垫上面的USB接口插在电脑主机上，再用鼠标时，就不会冷冰冰的了，手放在上面非常暖和。

5 小电扇——度夏必需装备。买个小风扇摆在办公桌上，怕热的你就可以安然度过整个夏天了。

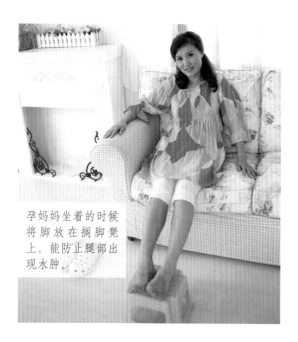

孕妈妈坐着的时候将脚放在搁脚凳上，能防止腿部出现水肿。

6 搁脚凳——预防腿部水肿。在办公椅前放一个小凳子或鞋盒，坐下来工作的时候就把脚放在上面，能有效预防小腿水肿。

巧妙对付妊娠纹

1 控制好体重的增长。孕早期体重增长控制在 2 千克以内，孕中、晚期每个月体重增长不要超过 2 千克，不要在某一个时期暴增，这样会使皮肤在短时间内承受太大压力，从而长出过多妊娠纹。

2 有选择地吃些富含胶原蛋白和弹性蛋白的食物，比如猪蹄、猪皮、动物软骨等，能增强皮肤的弹性。

3 用专业的托腹带来分担腹部的重力负担，这样能减轻皮肤的过度延展拉伸。

4 在怀孕时就开始坚持对身体上容易出现妊娠纹的部位，比如大腿内侧、腰臀部和乳房进行按摩，这样能增强皮肤的弹性，让血液循环保持畅通。

击退妊娠斑的小妙招

1 孕期即使睡眠不好，也不要用安眠药来助眠，否则容易导致脸部出现妊娠斑，也就是黄褐斑。可以通过喝杯牛奶、喝碗小米粥或进行能让自己微微出汗的运动等方式来缓解失眠。

2 在洗脸时，可以冷水和热水交替使用，这样能促进面部血液循环，让妊娠斑出现的概率降低。

3 多食番茄、猕猴桃等富含维生素 C 的蔬菜和水果，能防止色素沉淀，让皮肤变得白净。

4 注意防晒。夏季外出时最好戴上遮阳帽或涂相对安全的物理防晒霜，以避免阳光直射面部而导致妊娠斑加重。

5 自制纯天然的祛斑面膜。取适量冬瓜，去皮捣烂，加入一个蛋黄、半匙蜂蜜，搅匀后敷面 20 分钟。或将黄瓜磨成泥，加入 1 匙牛奶和面粉，调匀敷面 20 分钟后洗净脸部即可。

孕妈妈驾车七原则

习惯开车的孕妈妈出于方便的考虑一般不会改换别的交通工具，这也是可行的，但需要注意下面的驾驶安全原则。

1. 控制开车节奏。孕妈妈在开车的过程中应避免紧急制动、紧急转向，因为这样的冲撞力过大，容易使孕妈妈和胎宝宝受到惊吓。

2. 慎开新车。新车中含有一些对胎宝宝不利的气味。买回新车后，可以先打开车门及车窗，放掉一部分化学气味，再在车内放些活性炭等能吸收异味的东西。

3. 空调温度保持在26℃。空调温度过低容易导致孕妈妈受寒感冒。一般来说，天气不太热时可以关掉空调，打开车窗，吹吹自然风。

4. 忌穿高跟鞋。孕妈妈开车时最好穿运动鞋或布鞋，这样踩离合或刹车时才能更到位，也不会打滑。

5. 长发梳起来。开车时，长发最好梳起来，尤其是在开着车窗的情况下，避免因风吹乱头发而遮挡住视线。

6. 仪表台上不要放太多东西。仪表台上最好保持干净，如放太多杂物，在紧急刹车时容易伤害到坐在前排的人。

7. 及时除臭杀菌。孕妈妈开的车子要定期做除臭杀菌护理，特别是夏天常用的空调，要适时更换滤心，这样能保证孕妈妈在驾车时有干净、整洁、清新的环境。

孕期性生活指南

1. 在怀孕的1~3个月不宜进行性生活。此时胎盘还没有形成，胎儿处于不稳定状态，容易引起流产。在不宜同房的时期，可以用温柔的拥抱和亲吻，或是用手使性欲得到满足。

2. 怀孕的4~7个月可以适当进行性生活。这个阶段孕妈妈的情况比较稳定，可以每周同房一次。在同房前，孕妈妈最好排净尿液，清洁外阴，准爸爸要清洗外生殖器。同房的时间不要太长，应选择不压迫孕妈妈腹部的姿势，动作要轻柔，插入不宜过深，每次以不超过10分钟为度。结束后，孕妈妈要立即排尿，并清洗外阴，防止引起尿路感染和宫内感染。

3. 妊娠晚期，特别是临产的前1个月禁止同房。妊娠9个月后，胎宝宝开始向产道方向下降，这一时期同房发生感染的可能性较大，有可能发生羊水外溢。同时，孕晚期子宫比较敏感，受到外界直接刺激后有突发收缩加强而诱发早产的可能。

小贴士

○ 在孕期过性生活时，最好使用避孕套或体外射精，以精液不进入阴道为好，因为精液中的前列腺素被阴道黏膜吸收后，容易使怀孕后的子宫发生强烈收缩，不仅会引起孕妈妈腹痛，还容易导致流产和早产。

孕妈妈营养饮食

孕 9～12 周营养指南

在怀孕的第 9～12 周，胎宝宝进入快速生长发育期，保证孕妈妈的营养非常关键。

1 孕妈妈宜多食枸杞子、杏仁等，它们富含钙、磷、钾、锌等元素，能增强孕妈妈和胎宝宝的免疫力。

2 在孕 9～12 周，早孕反应还是很强烈的，孕妈妈的膳食最好以清淡、易消化吸收为主，可食用一定量的粗粮，如小米、玉米、红薯等。

3 尽量选择自己喜欢的食物，不要刻意多吃或少吃什么。少食多餐，能吃就吃，即使进食的喜好有所改变也不要担心。

4 孕妈妈如因妊娠反应严重而影响了正常进食，可在医生的指导下适当服用复合维生素片。同时，在有胃口的时候可多吃些奶类、蛋类、豆类食物，以保证蛋白质的摄入。

小贴士

○ 富含维生素 B_6 的食物有香蕉、马铃薯、黄豆、胡萝卜、核桃、花生等植物性食物，动物性食物中以瘦肉、鸡蛋、鱼等的含量为高。

孕 9～12 周重点营养素

⟩ 蛋白质

蛋白质是孕妈妈需要大量摄入的营养物质，可以从肉、蛋、奶类中摄取。

⟩ 碳水化合物及其他矿物质

碳水化合物是必须要摄取的物质。此外，钙、磷等营养素能促进胎宝宝的大脑和骨骼发育，孕妈妈应保证充足的摄入量。

⟩ 维生素 B_6

维生素 B_6 在麦芽糖中含量最高，偶尔吃点麦芽糖不仅可以帮助抑制孕吐，还能使孕妈妈的精力充沛。但因麦芽糖含糖量高，孕妈妈要注意不能多食。

⟩ 镁

镁对胎宝宝肌肉的健康至关重要，还能帮助骨骼发育。如镁摄入不足，会影响到胎宝宝以后的身高、体重和头围大小。孕妈妈可通过多食绿叶蔬菜、坚果、大豆、南瓜、甜瓜、香蕉、草莓、葵花子和全麦食品等来补充。

⚬ 维生素 A

维生素 A 参与胎宝宝发育的整个过程，对胎宝宝的皮肤、胃肠道和肺部发育尤其重要。孕早期胎宝宝自己还不能储存维生素 A，因此孕妈妈要及时补充。维生素 A 在红薯、南瓜、菠菜、芒果等食物中含量丰富。

宜多食能促进母婴健康的食物

蜂蜜：促进睡眠，预防便秘。

芹菜：富含膳食纤维，帮助孕妈妈预防便秘。

鱼类：富含 DHA，能促进胎宝宝脑细胞的生长发育。

苹果：富含锌，能有效促进脑部发育并预防胎宝宝畸形。

冬瓜：性寒味甘，水分丰富，能止渴利尿。和鲫鱼一起熬汤，能减轻下肢水肿。

黄豆芽：富含蛋白质，可促进胎宝宝组织器官的发育，蛋白质还可在孕妈妈体内储备，供分娩和泌乳时消耗。

西瓜：清热解毒，利尿消肿。常食能增加孕妈妈的尿量，排出体内多余水分，帮助消除下肢水肿。

海带和碘盐：富含碘，能帮助体内甲状腺素的合成，促进胎宝宝脑部发育，让胎宝宝更聪明。

每天吃 1 个鸡蛋

鸡蛋中所含的营养成分特别适合胎宝宝生长发育的需要。鸡蛋中的蛋白质含有各种必需氨基酸，是常见食物中蛋白质较优的一种。一个中等大小的鸡蛋与 200 毫升牛奶的营养价值相当，不仅能促进胎宝宝的大脑发育，还能提高孕妈妈产后的母乳质量。

但是，鸡蛋多吃不利于消化，建议每天食用 1 个即可。

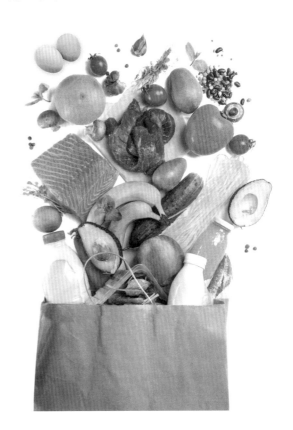

宜摄入足够的能量

在怀孕期间，孕妈妈身体的能量消耗比怀孕之前增大，而且对能量的需要会随着妊娠的继续而增加。因此，孕妈妈要保证充足的能量摄入。

怀孕期间，如孕妈妈能量摄入不足，就会动用母体内储存的糖原和脂肪，容易导致孕妈妈出现消瘦、皮肤干燥、骨骼肌肉退化、体温降低、抵抗力减弱、精神不振等不适。如果胎宝宝消耗过多母体的葡萄糖，会导致母体供应不足，容易引起酮症，还会影响胎宝宝的智力发育，也会导致胎宝宝出生时体重偏低。

因此，孕妈妈要摄入足够的能量，重视碳水化合物的补充，让血糖保持正常水平。

孕妈妈宜多摄入补脑物质

DHA 和脑磷脂、卵磷脂常被称为"脑黄金"，是三大优质补脑物质，能促进胎宝宝的大脑发育。

1 预防早产，防止胎宝宝出生时的体重过低。孕妈妈摄入"脑黄金"，可降低早产率。

2 促进胎宝宝大脑和视网膜的正常发育。人的大脑组成中约 65% 是脂类物质，其中 DHA 是脑组织中脂肪的主要成分。这些物质能促进胎宝宝的大脑，特别是神经传导系统的生长和发育。

孕妈妈预防食物过敏的小妙招

孕妈妈如出现食物过敏，可能会导致胎宝宝畸形，还有可能会导致流产。下面介绍几种预防食物过敏的妙招。

1 在以前的饮食中，如果发现对某种食物过敏，孕期最好不要食用。

2 不要食用已变质或发霉的食物，否则其中的真菌毒素容易引起胎宝宝染色体断裂或畸变，导致胎宝宝先天性发育不良，出现多种病症。

3 不要吃容易引发过敏的食物，如虾、蟹、贝壳类食物及辛辣刺激性食物。

4 在食用某种食物后，如出现全身发痒、气喘、腹痛、荨麻疹、心慌、腹泻等，就要将该食物列入禁食名单。

5 在食用动物肝肾，以及蛋类、奶类、鱼类等食物时，应待其完全烧熟煮透后再食用。

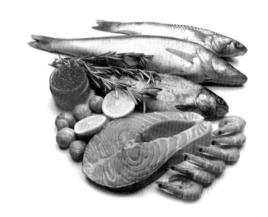

孕 3 月推荐食谱

拌萝卜丝

材料 白萝卜 300 克。

调料 葱丝、姜丝、辣椒粉、酱油、盐、醋、
白糖各适量。

做法

① 白萝卜洗净，放入淡盐水中浸泡一会儿，捞
出漂去盐分，切丝。

② 将白萝卜丝放入盆中，加入葱丝、姜丝，调
入辣椒粉、酱油、盐、醋、白糖拌匀即可。

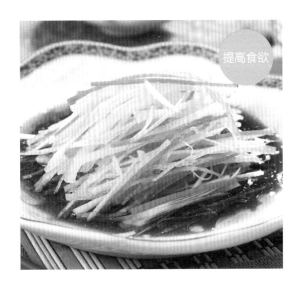

提高食欲

蛤蜊蒸蛋

材料 鸡蛋 2 个，蛤蜊 10 个，草菇 2 朵。

调料 高汤、红椒丁、葱花、盐、香油各适量。

做法

① 草菇去柄，洗净切末。蛤蜊泡水吐沙。

② 鸡蛋磕入蒸碗中搅匀，放入盐和适量的水拌
匀，再加入草菇、蛤蜊，移入蒸锅中，小火
蒸约 10 分钟后取出。

③ 锅中倒入高汤，加入盐、红椒丁、葱花烧
开，淋上香油，浇在蒸好的蛋上即可。

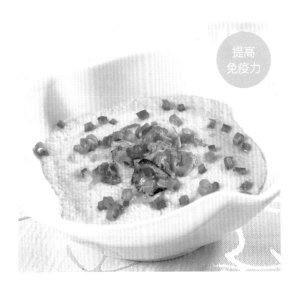

提高
免疫力

孕妈妈做运动

伸展运动

伸展运动适合在怀孕的任何阶段进行，可以作为锻炼前的准备动作和锻炼后的恢复动作，能增强心肺功能，缓解孕期头痛、抽筋等不适症状。在做伸展运动时，以身体稍微感到牵拉为宜，当心不要伸展过度。

⋑ 腿部伸展

两脚稍微分开，右脚后退一步（如图1），左膝稍弯曲。压右脚跟，上身稍微向前倾斜（如图2），直到右腿肚有牵拉的感觉，然后复原。左右交换，反复进行。

⋑ 向上伸展

左腿直立，右腿自膝盖处弯曲，把右脚抬至左侧大腿上，左手向上伸直，右手放在右腿上（如图3），再慢慢将右手举过头顶，双手合拢（如图4）。坚持10秒，再换方向重复练习几遍。

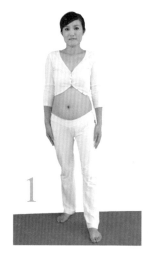
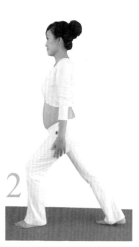
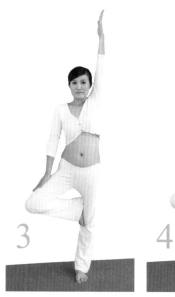
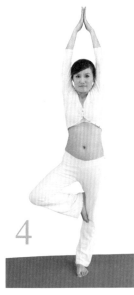

适合孕早期妈妈的手脚操

在孕早期，由于胎宝宝的情况尚未稳定，孕妈妈运动时要特别注意幅度不宜过大，频率不宜过高。孕妈妈可以尝试适当做些手操和脚操，以缓解手、脚的不适感。

◗ 手操

1. 双手向前伸直，任意抖动 10 次左右（如图 5）。

2. 双手握拳（如图 6），再张开（如图 7），反复练习 10 次左右。

注意事项：孕妈妈不要强迫自己每天必须要练习多少次，可以根据自己的身体状况决定练习的次数和时间。

◗ 脚操

1. 仰卧，脚跟着地，脚尖向内侧弯曲。

2. 双脚脚心相向。

3. 脚尖再向外侧弯曲。

注意事项：孕妈妈在练习这套脚操时应注意控制练习的次数，不可过分勉强。

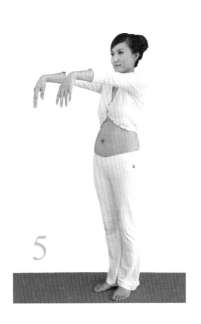
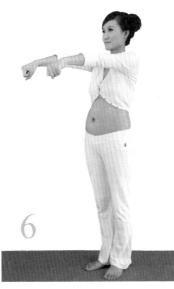
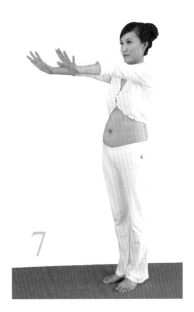

胎教课堂：音乐胎教

对于胎宝宝大脑的开发，最好的精神粮食当属音乐了。播放孕妈妈喜爱的音乐时，胎宝宝也会津津有味地欣赏，心情也会变得愉快起来。音乐有时候比话语更能直接地触及胎宝宝的心灵并起到安抚的效果。应该听些什么样的音乐？怎样听音乐效果最好？让我们一起来了解一下吧。

音乐胎教的可行性

◗ 胎宝宝对声音非常敏感

胎儿心理学认为，胎宝宝大多在孕 6~10 周会对响声和阵痛做出反应。怀孕第 6 周时胎宝宝的耳部器官只有很小的体积，第 20 周时可以传达声音的内耳发育完毕，胎宝宝就具有了与成人相近的听觉功能。

早期的胎宝宝能够听见孕妈妈响亮的说话声和语句里的爆破音，也可以听见音量较大的音乐。但只有当耳朵完全形成后才能看见胎宝宝对外部声音做出的敏感反应。这一时期多听美妙的声音，宝宝出生以后会显得更为安稳和平静。

◗ 胎宝宝懂得听音乐

尽管怀孕 28 周以后胎宝宝的耳朵才具备完整的外观，但从第 3 个月起就可以听见声音了，子宫内的胎宝宝可以听见孕妈妈消化食物的杂音、循环系统内体液的流动声，以及孕妈妈的说话声和外界传入的各种声音。

音乐胎教的好处

◗ 让胎宝宝的情绪稳定，提高注意力

当听到使自己愉快的声音时，胎宝宝的大脑会产生强烈的 α 波，这种 α 波往往在大脑活性增强时才会大量散发出来，可以促进胎宝宝大脑内部的自然分泌物——内啡肽的分泌，这种物质能提升胎宝宝的幸福感，并能使胎宝宝平静下来。

> **小贴士**
>
> ○ 经典歌谣往往具有民间语言和文化的特征，容易被学习和接受，可以把这些歌谣作为基本的胎教素材。此外，孕妈妈和准爸爸还可以自己填词唱民歌和童谣，增进胎宝宝与父母间的感情。

促进胎宝宝的脑部发育

怀孕 4 个月时，胎宝宝的脑部已经开始发育。怀孕 5 个月时，胎宝宝的脑部已经相当发达了，脑细胞数量接近成人的 140 亿，这时给予一定刺激就能使连接脑细胞的线路增多，从而对脑部发育产生明显影响。音乐可以刺激主管各种感觉的右半球，只要持续欣赏音乐，人的想象力和创造力都会有所提升。胎儿时期就喜欢上音乐，这样的宝宝出生以后一定会在学话、集中注意力和感性认知上显示出一定的优势。

加深亲子关系

通过听音乐、唱歌、使用乐器等音乐胎教，不仅能让胎宝宝在情绪上、心理上、精神上和身体上健康、完整地生长发育，还能更加有效地加深胎儿与父母之间的亲密度。

音乐胎教的要点

1 哼唱歌谣。唱歌对孕妈妈和准爸爸来说是比较容易实施的胎教手段。孕妈妈的声音对胎宝宝的耳朵来说是最重要的声音源泉，而唱歌又是最自然的展示自己声音的方式。因此，孕妈妈可以用歌声将自己的感情传递给胎宝宝，准爸爸也可用唱歌的方式参与到一家人之间亲情交流的过程中。

2 边听音乐边跳舞。跳舞能让家庭气氛活跃起来，并达到健身的效果。孕妈妈可以用上舞巾和丝带，也可以在播放柔和音乐的同时踩着拍子跳舞。

3 鉴赏音乐。欣赏音乐是一种可以给予胎宝宝最为丰富的感官体验的音乐胎教法。在欣赏时，可以选择能吸引胎宝宝注意力的、形式分明、内容淡雅的古典音乐。巴赫的《G 弦上的咏叹调》、亨德尔的《水上音乐》、莫扎特的《g 小调第四十交响曲》第一乐章及帕海贝尔的《卡农》等是不错的选择。

有效的音乐胎教方法

1 在平静的状态下欣赏音乐。孕妈妈最好坐在舒适的沙发上或躺在床上，在欣赏音乐的同时解除全身的紧张状态。

2 感到厌倦时要立刻停止。从早到晚背负着一定要进行音乐胎教的任务，强迫自己听不感兴趣的音乐，反而会对胎教产生负面的影响。因此，当孕妈妈感到厌倦时，一定要果断停止。

3 听音乐要照顾到胎宝宝的生活节奏。胎宝宝总是在重复一种睡 2~3 小时后再活动约 30 分钟的规律生活，为了配合胎宝宝的生活，可以在感受到胎动时听些比较轻快的音乐，在其沉睡时欣赏比较平静柔美的曲调。

4 将声音控制在胎宝宝能接受的安全范围内。很吵的噪声和突然发出的声响都会给胎宝宝带来压力。胎宝宝最熟悉孕妈妈的心脏搏动和器官运作的声音，所以在进行音乐胎教时，最好将音乐的大小调整到与其相近的程度。另外，比起从早到晚不停地播放音乐，每天听1~2小时是比较恰当的。

5 让胎宝宝听听大自然的声音。胎宝宝是非常热爱大自然的声音的，在听到鸟儿的鸣叫、溪水的潺潺流动及风吹树叶的声音时，孕妈妈内心会感到一阵阵清爽，胎宝宝也会感到舒适。随着胎宝宝在情绪上不断发生变化，感情也会变得越来越丰富。

怀孕期间的音乐胎教全攻略

怀孕阶段	音乐胎教	本期提醒	推荐曲目
孕早期（1~3个月）	胎宝宝虽然无法听到声音，但能完整地感受到孕妈妈的心理状态	这一阶段，孕妈妈很容易因为孕吐和压力等问题而变得忧郁，所以通过音乐来调整自己的心态格外重要，此时孕妈妈最好能根据自己的作息时间来决定每次欣赏音乐的时间	莫扎特的《第十四钢琴奏鸣曲》海顿的《四季》约翰·施特劳斯的《春之声圆舞曲》迈尔斯的《卡伐蒂娜》
孕中期（4~7个月）	发达的听觉使胎宝宝听到了所有的声音	这一阶段，胎宝宝的听觉功能已经相当发达了，能听到所有的声音。这时孕妈妈应经常和胎宝宝一起欣赏曲调平缓的音乐，以此来为胎宝宝做音乐胎教	圣-桑的《动物狂欢节》第七首《水族馆》勃拉姆斯的《雨之歌》德彪西《大海》的第二首《海浪的嬉戏》
孕晚期（8~10个月）	胎宝宝已经能区分声音与声音之间的区别	胎宝宝的大脑正在以惊人的速度发育着，这时应该听一些能产生良性刺激的声音。胎宝宝能分辨出声音的高低和强弱，并开始通过自己的记忆力区分各种不同的声音，还能对外界传来的声音做出反应	柴可夫斯基的《胡桃夹子》圣-桑的《天鹅》

不同时间段听不同的音乐

早晨起床后	柴可夫斯基的《如歌的行板》,《睡美人》中的《波兰舞曲》 莫扎特的《春之歌》 舒伯特《音乐瞬间》中的第三首 贝多芬的《田园》 小约翰·施特劳斯的《蓝色多瑙河》 格里格《培尔·金特》中的《早晨》《索尔维格之歌》《阿拉伯舞曲》《安妮特拉之舞》
休息的时候	柴可夫斯基的芭蕾舞曲《天鹅湖》 维瓦尔第的《金翅雀》 克莱斯勒的《伦敦德里小调》《天使小夜曲》《罗曼史》《爱的悲伤》《十四行诗》《幻想曲》 威尔第《弄臣》中的《女人善变》《美女如云》 海顿的《小夜曲》 斯特拉文斯基《普尔钦奈拉》中的《小夜曲》 电影《蒂凡尼的早餐》中的插曲《月亮河》 贝多芬《悲怆》的第二乐章
胎动明显时	得沃夏克的《幽默曲》 勃拉姆斯的《第五号匈牙利舞曲》《圆舞曲（Op.39 No.15）》 肖邦的《第七号圆舞曲》 约翰·施特劳斯的《春之声圆舞曲》 贝多芬的《第一交响曲》 莫扎特的《小步舞曲》 阿尔贝尼斯的《探戈》
用餐时	柴可夫斯基《胡桃夹子》中的《花之圆舞曲》 亨德尔《弥赛亚》中的《哈利路亚》 巴赫的《托卡塔与赋格曲》《波兰舞曲》《管弦乐组曲》及《法国组曲》的第六首 得沃夏克的《斯拉夫舞曲》 肖邦的《军队波兰舞曲》《离别》《雨滴前奏曲》《幻想即兴曲》 莫扎特的《小夜曲》第四乐章
睡觉时	舒伯特的《摇篮曲》《野玫瑰》 勃拉姆斯的《摇篮曲》 贝多芬的《致爱丽丝》《月光奏鸣曲》 班得瑞的《爱尔兰摇篮曲》 格什温的《夏日时光》

本月聚焦：谨防流产

早期流产发生在妊娠 12 周前，而发生在妊娠 12 周或之后者称为晚期流产。受精卵着床后有约 31% 会发生自然流产，其中约 80% 为早期流产。在早期流产中，50%～60% 与胚胎染色体异常有关。

新婚初孕注意预防流产

新婚夫妻性生活频繁，初孕后容易发生先兆流产。新婚夫妻性欲强烈，同房次数相对较多，孕妈妈子宫经常强烈收缩，容易导致流产。特别是新婚女性，性兴奋较为强烈，体内雌激素分泌较多，孕激素分泌相应减少，也容易诱发先兆流产。

流产的预防措施

在适孕年龄安排分娩计划。

女性记好经行日期和可能受孕的时间。

补充足够的维生素和矿物质。

养成良好的生活习惯，生活起居规律有节，学会调节情绪，及时缓解工作压力。

孕前要检查有无任何感染，必要时在专业医师的指导下使用抗生素彻底治疗。

避开可能的污染物质。

黄体期过短或黄体酮分泌不足的女性最好在月经中期和怀孕初期补充黄体酮。

女性若患内科病症，最好积极治疗，等病情得到控制后再考虑怀孕。

如证实为宫颈内口功能不全，最好在怀孕 14～15 周接受宫颈环扎术治疗。

自然流产 3 次以上的女性要做详尽的检查。

流产后的注意事项

营养跟进。流产后要多吃瘦肉、鱼、鸡肉、乳制品、海产品、大豆制品等营养品。

保持个人卫生。流产后子宫口开放，至完全闭合需要一定时间，所以流产后要注意个人卫生。保持阴部清洁，内裤要常洗常换。半个月内不可盆浴。流产后 1 个月内，严禁性生活，防止感染。

保证休息，避免疲劳。流产后应休息 2 周，不要过早参加体力劳动，严防过度疲劳或受冷受潮。

把身体调养好了再怀孕。流产后子宫内膜需要 3 个月的时间才能完全恢复正常，因此最好等身体调养好了以后再怀孕。

孕 13~16 周
我有了自己的第一件
玩具——脐带

我的皮肤上开始长出胎毛，我还会经常活动活动小手和小脚。我比较调皮，发现了一件新的玩具——脐带，我会时不时用手抓或拉住脐带，有时候扯得太用力，就只有少量的氧气能被输送进来。

第13~16周
脑部发育在加速进行着

周数	胎宝宝的发育	孕妈妈的变化
第 ⑬ 周 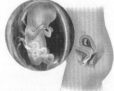	○ 内脏器官到达了各自的位置，并朝着能完全发挥其功能的方向发育 ○ 长出了指纹、指甲、声带和乳牙的根	○ 有些孕妈妈的脸上和颈部可能会出现褐色的斑点 ○ 乳晕的颜色发生变化，乳腺更加发达，静脉曲张也变得十分明显
第 ⑭ 周 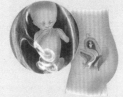	○ 耳朵从颈部向头上移动，颈部的长度继续增加着 ○ 声带的生长完成，生殖器持续发育，消化腺也逐渐成熟	○ 早孕反应逐渐消失，开始进入比较安定的阶段 ○ 消化不良导致腹中充满了气体 ○ 较容易出现痔疮或牙龈炎等不适
第 ⑮ 周 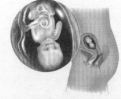	○ 骨骼变得坚硬，透过薄薄的皮肤能看见血管，汗毛覆盖了整个身躯 ○ 腿部的长度超过了手臂，耳部仍然在发育中	○ 子宫继续变大，腹部和胯部有时会有刺痛感 ○ 乳晕的颜色继续变深并接近赤褐色，偶尔会有乳汁分泌
第 ⑯ 周 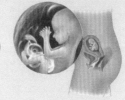	○ 胎宝宝握住了自己的拳头，张开了小嘴，嘴唇开始活动，有时还会做吞咽的动作 ○ 肠胃开始制造出消化液	○ 皮肤的色素沉着更严重，斑点的颜色继续加深 ○ 乳头和周边皮肤颜色变深，腹部中央靠下的位置出现了深色条纹

本月注意事项	饮食注意事项	适宜做的运动

- 不要长时间保持同一姿势，否则容易增加宝宝早产和低体重的概率
- 外出回家，一定要沐浴，将自己的皮肤清洁干净

- 均衡饮食，防止因怀孕诱发肥胖、高血压和糖尿病
- 怀孕4~13周不要照X线片，最好在12周以后再进行牙齿诊治工作

- 睡觉最好改用侧卧姿势
- 腹部要注意保暖，日常生活中活动不要过于剧烈
- 孕妈妈的皮肤非常敏感，应使用温和无刺激的洁面用品

- 进行羊水检查，确认胎儿是否存在患有唐氏综合征等染色体异常疾病的可能性
- 最好在上午10点、下午4点和晚上9点进行加餐

- 均衡摄取优质蛋白等多种必需的营养成分
- 多食富含铁的食物，如动物肝脏、豆类、瘦肉、绿叶蔬菜、红糖、禽蛋等
- 多食富含蛋白质的食物，如豆制品、瘦肉、鱼、禽蛋、乳类等
- 多食富含钙、锌、碘等的食物，如牡蛎、海蜇、大豆、牛奶等
- 主食以谷类为主，粗细粮搭配适量薯类，如大米、白面、小米、玉米、土豆、山药、红薯等

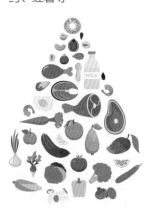

- 开始进入孕中期，胎宝宝度过了危险期，孕妈妈如果没有不舒服，可以适当增加运动量，如轻松些的瑜伽、有氧操等
- 不要在太热或太冷的环境下运动，运动时也不要突然转向或提速

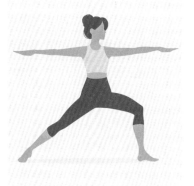

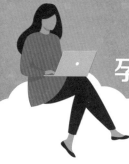

孕 13~16 周　周备忘录

　　到怀孕第 13~16 周，胎盘已基本发育完全，流产的可能性减小，早孕反应也减轻了，但这 4 周仍要注意一些问题。

1. 注意营养的摄取。方便的话带一些营养品或水果放在办公室，以保证营养供给。

2. 有的孕妈妈会感到腰痛，这时就要注意不能长时间保持一种姿势，需要经常变换舒适的姿势进行工作了。

3. 阅读怀孕、分娩的相关书籍，减少孕期的不安和恐惧。

4. 开始进行一些力所能及的体操练习，能让分娩变得轻松一些。

5. 孕妈妈现在可以开始购置有特色的孕妇装，再过一个月就可以穿了。

6. 做一个简单、易梳理、易洗的发型，清爽舒适，心情也会变得愉悦起来。

完美准爸爸培训班

孕妈妈和胎宝宝的生活环境是非常重要的，现在就来营造一个舒适温馨的居家环境吧。

1 家里温度最好保持在 24~26℃，太高或太低对孕妈妈都不好。温度太高容易使人烦躁不安、无精打采、头昏脑沉，太低可能会使孕妈妈着凉、感冒。

2 将室内的湿度调节为 50%~60%。房间太干燥，会引起口干舌燥、喉痛、流鼻血或便秘等；湿度过高，房间内的衣被容易发潮，可能会引起皮肤过敏、肢体关节酸痛、水肿等，甚至还会导致消化功能失调。

3 及时除螨灭蟑。螨虫的分泌物容易引起过敏性哮喘、过敏性鼻炎和虫咬性皮炎等疾病，蟑螂能携带的细菌病原体有 40 多种，严重危害孕妈妈和胎宝宝的健康。螨虫在地毯、枕巾、浴室里的湿毛巾和屋子角落的灰尘里等地栖息着，准爸爸要认真打扫和清洁这些地方。

小贴士

○ 在空气干燥的秋冬季节，可以在房间内放上一盆水或在房间内洒点水，也可使用空气加湿器。湿度过高可以通过开窗通风换气来散去潮湿气体。

4 选购高质量的木质家具。一般来说，劣质家具中含有苯、甲醛、铅等化学物质，容易让人感觉头晕、恶心，最好购置原木家具。

5 推迟房屋装修。装修材料中有甲醛、苯、氨等有害物质，易损害孕妈妈和胎宝宝的健康，因此孕期最好不要装修房子。如必须装修，要选择环保、无污染的材料，装修后要闲置 3 个月再入住。入住前最好能请环保机构进行空气质量检测，以保证家人的健康。

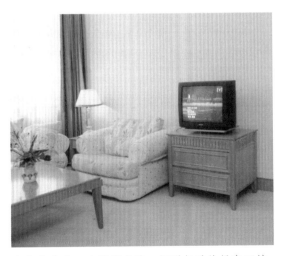

准爸爸营造一个干净整洁、温暖舒适的居家环境，对孕妈妈来说是非常重要的。

孕妈妈日常保健指南

孕妈妈看电视需要注意的问题

1 每次看电视不超过 2 小时，每看 1 小时左右应稍微休息几分钟。

2 挑选轻松、欢快的节目观看，不要看会影响孕妈妈情绪的节目。孕妈妈要抱着欣赏和消遣的心情来看，不要看情节过于紧张或场面惊险的节目，不要过分投入。

3 看电视时，与电视机的距离应大于屏幕对角线长度的 5 倍。

4 姿势要正确，避免引起身体疲劳。较长时间看电视的话，要时常调整坐姿。

5 每看电视 1~2 小时，要打开窗户通一通风。看完电视最好洗一下脸。

6 看电视时要少吃零食，音量也不要调得太大。全家人一起看电视时，周围人禁止吸烟，免得孕妈妈被动吸烟。

孕妈妈预防便秘小妙招

到了孕中期，孕妈妈的子宫不断变大，会压迫后方的肠道，使得排便时不易用力，排便变得困难起来。此外，怀孕时肠胃蠕动减慢，食物消化得比较慢，更容易引起便秘。

多喝水

定期排便，但不要用力过猛

防便秘小妙招

每天做力所能及的运动，如散步、体操等

多食用富含纤维素的食物

忌食辛辣、刺激的食物

积极防治妊娠期牙龈炎

1 不要吃过冷或过热的食物，以免对牙龈和牙齿造成刺激。

2 最好选择质软、不需要用牙齿用力咀嚼的食物，少吃硬的食物，以减少对牙龈的损伤。

3 多吃富含维生素 C 的蔬菜和水果，或口服维生素 C 制剂，能降低毛细血管的通透性，对牙龈出血有较好的防治作用。

4 每日三餐后最好刷牙，认真清理牙缝，不要让食物残渣嵌留。刷牙时最好顺着牙缝刷，尽量别碰伤牙龈。

5 口腔中的细菌大部分沉积在舌头上，所以刷牙时不要忘记刷舌头。

6 到口腔医院进行洗牙治疗能去除牙齿表面的细菌、牙石、色素、牙垢等，减轻牙龈炎的症状。

不同的孕妇选择不同的孕妇装

◗ 挑选要点

面料：孕妈妈的皮肤非常敏感，要选择质地柔软、透气吸汗的面料，如纯棉、麻、真丝等。尽量避开容易引起过敏的化纤类衣物。

颜色：最好选择柔和甜美、素雅清淡的颜色，能让心情平静，减轻压抑感。

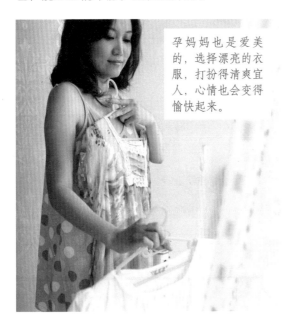

孕妈妈也是爱美的，选择漂亮的衣服，打扮得清爽宜人，心情也会变得愉快起来。

款式：选购孕妇装时，胸部、腹部、袖口处最好宽松些，这会让孕妈妈感觉舒适。上衣可以选择前开襟的开衫，方便穿脱。背带类的孕妇装穿脱方便且能减轻腹部压力，是不错的选择。

◗ 体型不同，选择不同

娇小型：适宜选择轻巧、可爱的孕妇装。如果是两件式的套装，上衣可以稍微短一些，这样能让形体显得更修长。

高大型：适合选择连袖的款式，不要挑选蓬松感太强的布料，以免穿上后显得臃肿。

瘦削型：适合穿背心裙，注意领口不要太低，肩膀处的尺寸也要合适。

丰满型：最好穿细肩带的衣服或洋装，同时不要穿高腰或胸线突出的衣服，以免更显丰满。

孕中后期谨防静脉曲张

孕妈妈怀孕后，很容易出现下肢和外阴部静脉曲张。静脉曲张往往会随着妊娠月份的增加而逐渐加重，越是到孕晚期，静脉曲张会越厉害。经产妇往往会比初产妇更加严重，这主要是因为在怀孕后，子宫和卵巢的血流量增加，导致下肢静脉回流受到影响。增大的子宫压迫盆腔内静脉，阻碍下肢静脉的血液回流，使静脉曲张更为严重。

静脉曲张的减轻和预防措施 ·

　　孕妈妈要休息好。有些孕妈妈因工作或生活习惯经常久坐久站，容易出现下肢静脉曲张。要注意不要久坐久站，这样就可以避免下肢静脉曲张。静脉曲张严重的话可以用弹力绷带缠缚下肢。有的孕妈妈已经出现下肢或外阴部静脉曲张，如果伴有下肢酸痛或肿胀、容易疲倦、小腿隐痛、踝部和足背水肿、行动不便时，更应注意休息，严重的需要卧床休息，及时就医，可用弹力绷带缠缚下肢，以防曲张的静脉结节破裂出血。一般在分娩后静脉曲张就会自行消退。

孕期重要数据全攻略

15 天	排卵期同房后 15 天左右	最早的验孕时间
40 天	受孕后 40 天左右	早孕反应出现时间
1 个月	停经 1 个月后或早孕反应出现时	第一次检查时间，确认是否受孕
1~3 个月 4~7 个月	怀孕后 1~3 个月做第一次产检；4~7 个月每月检查 1 次；8 个月后每半个月检查 1 次；最后 1 个月每周检查 1 次	全程产检的时间
6 周	怀孕 6 周时	胎心最早出现的时间
120~160 次	每分钟 120~160 次	胎心的正常范围
16~20 周	孕 16~20 周	自觉胎动出现的时间
30~40 次	每 12 小时 30~40 次，最低不少于 15 次	胎动的正常次数
28~34 周	孕 28~34 周	胎动最频繁的时期
2.5~5 厘米	胎盘的正常厚度为 2.5~5 厘米	胎盘厚度
3~7 厘米	羊水的正常深度为 3~7 厘米，超过 7 厘米是羊水过多，低于 3 厘米是羊水过少	羊水深度
12 千克	孕期孕妇的体重增加以 12 千克左右为宜	孕期体重增加总值
12 周	怀孕 12 周以内	容易发生自然流产的时间
28~37 周	怀孕 28~37 周	容易发生早产的时间
14 天	如果超过预产期 14 天还没有分娩，就需要人为终止妊娠	过期妊娠的最大天数

胎宝宝大事记

孕早期	孕1月	第1周	第1天	末次月经的第一天
			第7天	末次月经结束，排卵前期
		第2周	第14天	排卵，卵子和精子结合，受精卵形成（月经中期）
		第3周	第21天	受精卵植入子宫内膜，胚胎形成
		第4周	第28天	大脑开始形成
	孕2月	第5周	第35天	眼睛、唇开始生成，心脏开始构建
		第6周	第42天	手脚构建，通过B超可看到原始心管搏动
		第7周	第49天	长耳朵，外生殖器可辨认，牙齿开始发育
		第8周	第56天	可以称为胎儿了
	孕3月	第9周	第63天	胸、腹腔分开，眼肌形成，手指和脚趾都发育了，可以看到胎儿在动
		第10周	第70天	90%的器官建立
		第11周	第77天	胎儿生长速度加快，对外界刺激的反应增强
		第12周	第84天	上腭开始生成，胎儿的各个器官基本构建好了
孕中期	孕4月	第13周	第91天	出现乳牙牙体，声带形成，手指纹和脚趾纹形成
		第14周	第98天	宝宝胎心最快的时期，可以看出性别了
		第15周	第105天	骨化速度加快
		第16周	第112天	胃内开始产生胃液，肾脏开始产生尿液
	孕5月	第17周	第119天	心脏发育几乎完成，肘关节开始出现，听觉开始发育
		第18周	第126天	出现呼吸运动，产生最原始意识
		第19周	第133天	消化器官开始有功能
		第20周	第140天	孕妈妈能感觉到胎动了

孕中期	孕6月	第21周	第147天	胎儿发育进入最后的完成阶段，鼻子、眼睛、眉毛和嘴巴的形状完成，可以经腹壁通过胎音听诊器听到胎心音
		第22周	第154天	进入胎动期，肢体活动增加
		第23周	第161天	准爸爸把耳朵紧贴孕妈妈腹壁就可以听到胎心搏动
		第24周	第168天	皮肤出现褶皱，皮下附有较多的胎脂，肺血管开始发育
	孕7月	第25周	第175天	大脑沟回明显增多，对外界刺激更敏感，骨关节开始发育
		第26周	第182天	孕妈妈可根据胎动判断胎宝宝在宫内的活动情况
		第27周	第189天	有几乎和大人一样的脑沟和脑回，耳部神经网已经形成
		第28周	第196天	胎宝宝会做梦了，眼睛可以自由闭合睁开了
孕晚期	孕8月	第29周	第203天	呼吸系统发育基本成熟，宝宝开始有光感了，胎宝宝会转头寻光
		第30周	第210天	如果是男宝宝，睾丸已经降入阴囊
		第31周	第217天	胎宝宝会跟着光线移动他的头部或者伸手去摸光
		第32周	第224天	胎位确定了，胎动频率和强度降低了
	孕9月	第33周	第231天	胎儿在不断生长着
		第34周	第238天	胎宝宝的头部准备进入孕妈妈的骨盆
		第35周	第245天	胎宝宝的头可能已经与孕妈妈的骨盆衔接了
		第36周	第252天	孕妈妈感到胃部舒服些了，食量有所增加
	孕10月	第37周	第259天	为出生做好准备
		第38周	第266天	准备离开孕妈妈的身体了
		第39周	第273天	进入预产期
		第40周	第280天	临产

孕妈妈营养饮食

孕 13～16 周营养指南

到了孕 13～16 周，孕妈妈感觉比较舒适了，早孕反应慢慢消失，食欲大增。这时胎宝宝生长迅速，需要充足的营养。

1 孕妈妈需增加能量和各种营养素的摄入，来满足胎宝宝身体各系统发育中进行的大量复杂合成代谢的需要。

2 蛋白质、钙和铁等的摄入量也要增加，这能促进胎宝宝的血、肉和骨骼的生成。

3 孕妈妈每天饮用 6～8 杯水，其中果汁的量控制在 2 杯以内，因为果汁甜度太高，对胎宝宝的骨骼发育不利。

孕 13～16 周重点营养素

孕 13～16 周时胎宝宝正在迅速生长，需要的营养物质更多，孕妈妈要摄入更丰富的营养，源源不断地供给新生命。

蛋白质

孕妈妈每天应增加 15 克蛋白质的摄入，达到 70 克，饮食中应增加鱼、禽、蛋、豆制品等富含优质蛋白质的食物。特别是早孕反应严重、不能正常进食的孕妈妈，更应多摄入优质蛋白质。

热量

从现在开始，孕妈妈必须增加热量和各种营养素的摄入来满足胎宝宝生长发育的需要。孕中期热量每日增加约 1256 千焦（300 千卡）。

维生素

孕妈妈应增加维生素 A、维生素 D、维生素 E、维生素 B_1、维生素 B_2 和维生素 C 的摄入，来帮助对铁、钙、磷的吸收。维生素 D 能促进钙的吸收，每日最好能补充 10 微克。孕妈妈应多食各种蔬菜和水果，如番茄、茄子、白菜、葡萄、橙子等。

矿物质

钙、铁等成分对胎宝宝血、肉、骨骼的生成起着重要作用，需求量比平时大得多。每天对钙的需求量为 1000 毫克，铁增加至 24 毫克，其他营养素如碘、锌、镁、铜、硒等也要适量摄取。

宜多食能补充矿物质的食物

孕妈妈宜多食富含矿物质的食物，以满足孕妈妈和胎宝宝的身体需要。

补钙：宜多吃花生、菠菜、大豆、鱼、海带、核桃、虾、海藻、牛奶、动物骨头等。

补铁：宜多食动物肝脏、动物血、蛋黄、油菜、蘑菇、芝麻、黑木耳、黄花菜等。

补锌：宜多食粗面粉、大豆制品、牛肉、羊肉、鱼肉、牡蛎、花生、芝麻、奶制品、可可、无花果等。

补碘：宜多食海带、紫菜、海鱼、海虾等。

补磷：宜多食蛋黄、南瓜子、葡萄、谷类、花生、虾、栗子、杏等。

补锰：宜多食粗面粉、大豆、核桃、扁豆、香菜等。

补镁：宜多食香蕉、香菜、小麦、菠萝、花生、杏仁、扁豆、蜂蜜等。

补铜：宜多食糙米、芝麻、柿子、动物肝脏、猪肉、蛤蜊、菠菜、大豆等。

补 DHA：宜多食海鱼、海虾，或服用 DHA 制品。

> **小贴士**
>
> ○ 脂肪的能量供给以占总能量的 25% 为宜。植物油中的必需脂肪酸比动物脂肪要丰富。

怀孕了不一定就要吃两个人的饭

不少孕妈妈认为，自己应该吃两个人的饭，而产科专家认为，最好不要因怀孕而改变生活方式，但在饮食上要注意以下 4 点。

1 保证充足的热量供应，坚持一天进餐三次，加餐两次，避免大吃大喝。

2 多食富含叶酸、维生素 C 和维生素 A 的蔬果。

3 避免食用油炸食品和经食品工业加工处理过的食物。

4 保证适宜的脂肪供给。脂肪是脑结构发育的重要原料，必需脂肪酸缺乏时可影响脑细胞的分裂增殖。

妈妈气血充，宝宝更健康

中医学认为，"气血充实，则可保十月分娩，子母无虞"，这表明孕妈妈应该为了自己和宝宝的健康补养气血。

补养身体最好的办法就是食补，平和、方便又有效。

脾胃较虚弱的孕妈妈：适宜多吃山药、莲子、薏米、白扁豆等，能健脾胃。

血虚、贫血的孕妈妈：可以多食枸杞子、红枣、红豆、动物血、动物肝脏等，能补益气血。

容易疲劳、感冒的孕妈妈：可用黄芪、西洋参等来补气血。

肾虚，经常痛经、腰痛的孕妈妈：可以多吃桂圆肉、核桃、猪腰等食物。

宜合理补充钙、铁、锌

矿物质如钙、铁、锌等是构成人体组织和维持正常生理功能的必需元素。如果孕妈妈缺乏这些物质，容易导致贫血，还会出现小腿抽筋、易出汗等症状，胎宝宝患先天性疾病的概率也会增高。因此，孕妈妈要合理补充矿物质。

早早开始补锌

锌是人体酶系统中不可缺少的元素之一，能够促进细胞的分裂、生长和再生，能促进宝宝的身高、体重明显增加，还可维持正常的食欲和味觉，提高宝宝的免疫功能。

孕妈妈体内如缺锌，会对宝宝有致畸作用。宝宝缺锌，味觉和嗅觉会失常，还会食欲不振、发育欠佳，严重的会有肝脾肿大、免疫功能低下、生长缓慢或矮小畸形等。

孕期每日锌的推荐摄入量为9.5毫克。食物中，牡蛎中锌的含量最为丰富，其次是鲜鱼、牛肉、羊肉、贝壳类等海产品。此外，在面筋、烤麸、麦芽、黄豆、绿豆、蚕豆、花生、核桃、栗子等中也有一定量的锌。

孕妈妈要多注意食补，如效果不显著，可以在医生的指导下补充锌制剂。

矿物质	作用	含量丰富的食物	孕早期摄入量	孕中期摄入量	孕晚期摄入量
钙	促进胎宝宝骨骼和牙齿的生长，防止孕妈妈出现腿抽筋或发生骨质疏松、腰腿痛	海带、黄豆、腐竹、奶制品、黑木耳、鱼虾、坚果等	800毫克	1000毫克	1000毫克
铁	促进孕妈妈体内红细胞的生成，对胎宝宝生长及新生儿的红细胞生成特别重要，孕期缺铁将会导致贫血	猪肉、牛肉、羊肉、鸡蛋、海带、绿叶蔬菜、坚果、樱桃等	20毫克	24毫克	29毫克
锌	直接参与孕妈妈和胎宝宝体内的细胞代谢，对确保胎宝宝和新生儿的正常发育非常重要。锌摄取量过低会影响胎宝宝出生时的体重	贝壳类海产品、香蕉、植物的种子（如葵花子、麦胚、各类坚果）、卷心菜	9.5毫克	9.5毫克	9.5毫克

孕 4 月推荐食谱

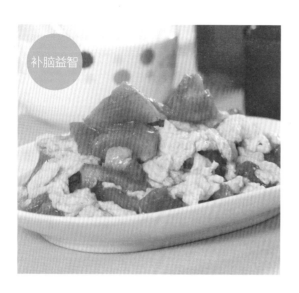

补脑益智

番茄炒蛋

材料 番茄 200 克, 鸡蛋 2 个。

调料 盐、白糖、植物油各适量。

做法

1. 番茄洗净, 切块。鸡蛋洗净, 打入碗中, 用筷子顺同一方向搅散。
2. 锅烧热, 倒油烧至约七成热, 倒入打散的蛋液, 翻炒至蛋液凝固, 盛回盘中。
3. 锅烧热, 倒少许油, 放入番茄块翻炒约 2 分钟, 投入鸡蛋, 使番茄与鸡蛋混合, 再加入白糖、盐, 翻炒 1 分钟即可。

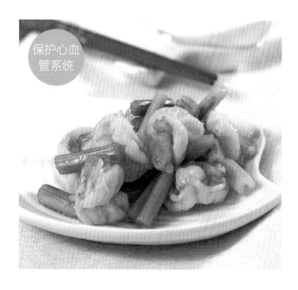

保护心血管系统

虾仁炒芹菜

材料 芹菜 400 克, 虾仁 50 克。

调料 葱末、姜丝、料酒、盐、清汤、水淀粉、植物油各适量。

做法

1. 芹菜择洗干净, 切段, 在沸水中焯一下, 捞出沥干。虾仁泡发, 洗净备用。
2. 炒锅上火, 倒油烧热, 下入虾仁炸香, 然后倒入葱末、姜丝、芹菜煸炒片刻, 烹入料酒、盐、清汤炒匀, 再用水淀粉勾芡即可。

松仁玉米

材料 玉米粒 200 克，熟松子仁 30 克，胡萝卜 50 克。

调料 植物油、盐、白糖、水淀粉各适量。

做法

① 玉米粒洗净。胡萝卜洗净，切成和玉米粒相仿的丁，焯水后捞出控水。

② 炒锅倒油烧热，放入玉米粒和胡萝卜丁翻炒，加盐、白糖炒匀，放入松子仁，炒匀后用水淀粉勾芡即可。

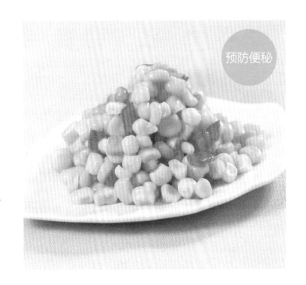

预防便秘

海带牡蛎汤

材料 水发海带 300 克，牡蛎 50 克。

调料 姜丝、葱段、盐、醋、高汤各适量。

做法

① 水发海带洗净，切成片。牡蛎洗净泥沙。

② 砂锅中放入海带、姜丝、葱段，加入高汤、少许醋烧沸，改小火将海带煲至熟烂，下入牡蛎煮沸，最后加盐调味即可。

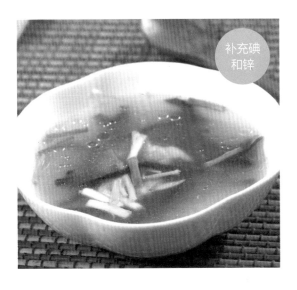

补充碘和锌

孕妈妈做运动

学几个瑜伽动作

练习瑜伽是调节心情的最好方式之一，孕妈妈可以学几个瑜伽动作，有空就练习一下，在身体得到保健的同时，心灵也能得到很好的放松。在孕早期，孕妈妈只宜练习呼吸静坐与温和的伸展，到了孕中期和孕晚期可以做一些体式，但有些动作还是不宜做。

下面给孕妈妈们介绍的两个瑜伽动作比较温和，适合在整个孕期练习。

小贴士

孕期不宜做的动作

- 后弯类动作，会增加背部负担。
- 腹部训练的动作，会造成腹压增大。
- 深度扭转类动作也要避免。
- 倒立动作一定不要做。
- 躺姿在孕中期之后不宜采用，以防压迫大血管。
- 呼吸练习时不要特别收缩腹部。

❯ 树式变形式

1 左腿直立，屈右膝，脚掌抵住左膝关节内侧。

2 吸气，左臂向左上方伸展，指尖指向天花板，右手轻放在右膝上。

3 呼吸3次，目视前方，脊背挺直。

4 换另一侧重复此动作。

❯ 平衡式

1 右腿保持直立，屈左膝，左脚上抬，脚跟贴靠到臀部。

2 左手抓住左脚背，再用手掌将它托住，这样做可以让左脚跟触到臀部或靠近臀部。

3 向前伸直右臂，手指并拢，自下而上慢慢抬起至头侧，保持手臂平直，手心向前。保持身体挺直，右腿伸直，这样看起来身体自上而下是在一条直线上的。

4 保持这个姿势10秒，将抬起的手臂慢慢放下，手指始终绷紧，然后放下左腿，落地。

5 休息10秒，换另一侧练习。

学做孕期有氧操

孕妈妈多进行有氧锻炼，能一扫烦躁的情绪，还能使腹中宝宝的大脑得到更好的发育。那么，现在就来学着做有氧操吧！

◑ 暖身运动

1 单脚站立，锻炼平衡感。

2 向两侧轻柔伸展，做侧腹的训练。

3 双脚上下屈伸，然后做跟腱运动。

4 扶着墙壁伸展脊骨，要用到腿、腰、腹部的肌肉，但不能过分挤压腹部。

◑ 开始学习有氧操

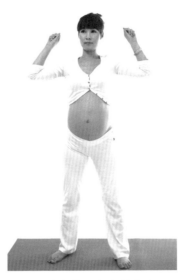

1 双臂上抬，上身朝左右转动。

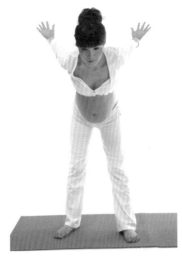

2 手臂向后伸展，上身前倾，尽量与地面平行，抬起头，眼睛看着前方。

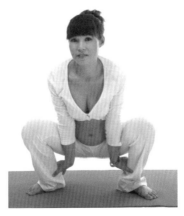

3 双脚分开，蹲下，双手抓住跟腱处。

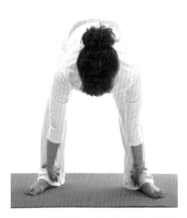

4 双脚分开，膝盖伸直，双手尽量抓住两脚踝。

胎教课堂：阅读胎教

孕妈妈和准爸爸一起来读书吧。通过那些优美的语言文字，可以培养胎宝宝的感性能力。此外，不仅父母与胎宝宝之间的亲子关系会得到加深，孕妈妈和准爸爸之间的爱情也会变得更加浓厚。每天坚持拿出 30 分钟读书，让全家一起度过这充满幸福感的胎教时间吧。

阅读胎教的好处

1 给胎宝宝带来好的刺激。以图画、思考、经验、知识和习惯为依据在人的脑海中形成的印象对人们来说是非常重要的。多读书能刺激胎宝宝的脑部突触，帮助其顺利形成。

2 轻松与胎宝宝交流。与胎宝宝交流并不是一件容易的事情。读书可以帮助孕妈妈更好地与胎宝宝交流。

3 加深与胎宝宝的亲子关系。将孕妈妈深厚的爱意融入美丽的故事中，读给胎宝宝听，就会在孕妈妈和胎宝宝之间架起一座感情交流的桥梁，这样亲子之间的亲密感也会变得更深。

4 培养胎宝宝的潜力。如果孕妈妈和准爸爸能够用温柔的声音为胎宝宝读读书，能刺激胎宝宝的脑部，培养胎宝宝的潜力。

5 增强胎宝宝的想象力和好奇心。通过读不同的书，可以将勇气、友情等概念传输给胎宝宝，还可以培养胎宝宝的想象力和好奇心。孕妈妈如能用自己丰富的想象力将书中的景象转述给胎宝宝，还能让胎宝宝安定下来。

阅读胎教的要点

1 将看到的故事讲给胎宝宝听。在读书的时候，孕妈妈可以将书中的内容讲给胎宝宝听，这对孕妈妈和胎宝宝都是一种温馨愉快的体验。

2 在抚摸腹部的同时朗读。孕妈妈可以在抚摸腹部的同时读书，这样能给胎宝宝带来一种温暖的感觉，使阅读胎教的效果倍增。

3 每天坚持进行。阅读胎教最好要坚持每天进行，这样才能取得成效。在晚上 8 点进行往往最为合适，胎儿的睡眠时间很长，听觉神经最为敏感的时段就是晚上 8 点左右，准爸爸和孕妈妈最好在这个时间段来一起进行阅读。

4 讲解书中出现的事物。胎宝宝对整个世界还一无所知，因此他们会很自然地对书中出现的事物感到好奇，因此孕妈妈可以将书中出现的事物进行亲切而又生动的讲解。

5 边走边读书。孕妈妈要在最舒适的状态下慢慢读书给胎宝宝听，偶尔一边走一边读也是不错的方法，这样既能锻炼孕妈妈，又能让胎宝宝接收到有益的震动刺激。

孕 13~16 周胎教要点

◗ 阅读胎教

多阅读不仅能让孕妈妈的心境变得平和，还能将胎宝宝带入书中的瑰丽世界，开发胎宝宝的潜能。

◗ 语言胎教

孕妈妈可以给宝宝读读诗歌、哼哼童谣、讲讲故事，多多交流能将爱传递给胎宝宝，对胎宝宝的成长很有益。

◗ 情绪胎教

这时的胎宝宝对孕妈妈发出的爱、恨、忧伤、恐惧等不同情感信号更加敏感，不仅有感觉，还会对孕妈妈情绪的细微变化做出敏锐的反应。孕妈妈应时刻注意自己的情绪，爱护好自己的胎宝宝。

◗ 音乐胎教

孕妈妈可以播放大提琴独奏曲、低音歌声和乐曲等，还可哼唱几首自己喜爱的抒情歌曲，这样也能让胎宝宝感到愉悦和满足。

◗ 美育胎教

孕妈妈可以选择一些世界名画、飘逸潇洒的书法作品等来欣赏，让胎宝宝感受艺术的魅力。

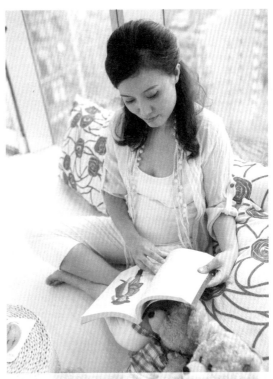

孕妈妈多读书，能加深亲子关系，也能让胎宝宝更聪明。

本月聚焦：孕期牙齿问题

孕期牙科问题须知

孕 1～3 月： 是胚胎器官发育与形成的关键时期，如服用药物不当或 X 线照射剂量过高，可能导致流产或胎儿畸形。所以，如非紧急情况，不建议进行牙科治疗。

孕 4～6 月： 若一定要治疗牙齿，可以选择在这个时候进行，建议只做一些暂时性的治疗，如龋齿填补等。

孕 7～10 月： 孕妈妈不适宜进行长时间的牙科治疗，因子宫容易因外界刺激而引发早期收缩，再加上治疗时长时间采用卧姿，会压迫胎儿的下腔静脉，减少血液回流，引发仰卧位低血压，出现心慌、憋气等症状。

孕妈妈不宜拔牙

怀孕的前 2 个月内拔牙可能会引起流产，怀孕 8 个月以后拔牙可能会引起早产，只有在怀孕 3～7 个月时拔牙才相对安全些。因此，怀孕期间除非有必须拔牙的情况，一般不宜拔牙。如必须拔牙，最好选择在孕 3～7 月进行，并做好准备工作。

孕妈妈要保证足够的睡眠，避免精神紧张，在拔牙前一天和当天用保胎药，拔牙麻醉剂中不可加入肾上腺素；麻醉要完全，防止因疼痛引起子宫收缩而导致流产。

孕期常见的牙周问题

1 妊娠期牙周炎。怀孕期间激素水平改变，使牙龈充血肿胀，颜色变红，刷牙时容易出血，偶有疼痛不适。

2 妊娠期牙龈瘤。一般发生在怀孕中期，由于牙龈发炎与血管增生，可形成鲜红色肉瘤，大小不一，生长快速，常出现在前排牙齿的牙间乳头区。本病一般不需要治疗，或只针对牙周病进行基本治疗，比如洗牙、口腔卫生指导、牙根整平术等，减少牙菌斑的滞留与刺激。牙龈瘤会在产后随着激素水平的恢复而消失，如出现妨碍咀嚼、易咬伤或过度出血等可考虑切除，但孕期做切除治疗容易再发。

3 其他。怀孕期间也可能会有牙周袋加深、牙齿容易松动等表现。

孕 17 ~ 20 周
我能听到妈妈说话了

我 5 个月大了，眉毛和眼睑已经清晰可见了，10 个小手指上已经长出了娇嫩的指甲。更让我骄傲的是，我已经具有一定的听力了，能听到妈妈说话的声音，对外界的声音也比较敏感了。

第 17~20 周
宝宝变得更加聪明了

周数	胎宝宝的发育	孕妈妈的变化
第⑰周 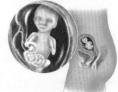	○ 出现了褐色的皮下脂肪，脊柱间的神经纤维开始被白色脂肪所包裹 ○ 听觉器官开始发育了	○ 小腹隆起，子宫底在脐下3~4指，尚未显怀 ○ 怀孕后，脸上会出现色斑，但这种色素沉着大部分都会在宝宝出生后自动消失
第⑱周 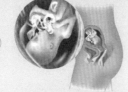	○ 胎儿的心脏开始收缩活动，循环系统也进入了发育的状态 ○ 借助听诊器，能听到宝宝的心音了	○ 有些孕妈妈的皮肤和发质会有明显改善 ○ 腰部出现痛感，激素的变化还可能导致肩部出现疼痛 ○ 可以开始感受到胎动了
第⑲周 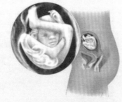	○ 会做出蹬、踢的动作了，手指和脚趾也在生长着 ○ 脑部与脊髓继续生长，比起身体的其他部位，腿部的生长幅度最为明显	○ 臀部和肋部会变得较为丰满 ○ 乳房的重量可达到180克以上，最好每隔一个月检查一下乳房是否存在异常情况
第⑳周 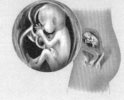	○ 手心和脚底长出了纹路，眼皮上还长出了细细的睫毛 ○ 能保护胎宝宝皮肤的胎脂开始生成	○ 子宫在继续增大着，几乎到达了肚脐的位置 ○ 乳房开始分泌出少量淡色液体

本月注意事项	饮食注意事项	适宜做的运动

本月注意事项

- 在保证营养的基础上，控制体重的增长
- 若感到疲劳，需要进行充分休息

- 子宫变大，这时候容易引发膀胱炎，从而导致早产或低体重儿情况的出现，要特别注意

- 会出现过敏现象，要注意摄取充足的水分
- 随时注意是否出现水肿、阴道出血、头痛、高烧、胃痛等症状

- 需要注意的是，如胎盘或孕妈妈的身体出现异常情况，仍可能发生流产
- 孕妈妈如果感觉到胎动了，一定要记录下来，这是了解胎宝宝发育状况的最佳方法

饮食注意事项

- 多食富含钙的、能帮助宝宝骨骼发育的食物
- 多食能促进宝宝生长的食物
- 摄取足够的纤维素能有效防止便秘

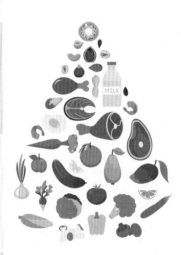

适宜做的运动

- 这个月能感受到胎动。由于进入了相对安全的时期，所以可以在一定限度内做运动
- 避免平躺着进行运动，因为孕妈妈的血液是经腰部大血管输送到子宫胎盘再进入胎儿体内的，平躺会影响这一过程的进行

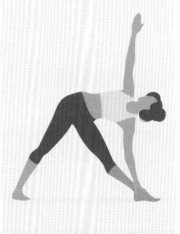

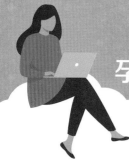

孕17~20周 周备忘录

1. 现在可以开始列清单着手准备婴儿用品和分娩时的必需品了。孕妈妈如有口腔问题可以进行治疗了，平时还应注意保持口腔卫生。

2. 孕妈妈到了怀孕第20周时已经开始显怀了，身心都进入了稳定期。可以进行一些轻微的运动，如活动脚踝、伸展四肢等。

3. 孕妈妈最好注意腹部的保暖，防止腹部松弛，最好用上腹带或腹部防护套。

4. 胎宝宝日渐发育，需要充分的营养。尤其是如果铁摄入不足，容易造成孕妈妈贫血，还会影响胎宝宝的健康。

5. 这段时期是怀孕期间最安定的时期，若要旅行或搬家，最好此时马上进行，但孕妈妈要避免过度劳累。

6. 胎宝宝体内的钙约有30%来自孕妈妈，为了宝宝的骨骼健康，孕妈妈要有充分的钙储备，应多吃含钙量高的食物，如有必要，可以适量吃些钙片。

7. 孕妈妈尚未显怀时，重心前移尚不明显，但最好穿平底布鞋，以保持身体平衡。孕妈妈脚踝会有些肿胀，因此要选择鞋帮松软的鞋子。鞋子最好有较深的防滑纹，以免孕妈妈滑倒。

8. 在怀孕期间，正确的睡眠姿势是左侧卧，这样有助于孕妈妈和胎宝宝的健康。

完美准爸爸培训班

扮演好爸爸的角色

这个月，胎宝宝已经有成人头一样大小了，各个重要器官已经分化发育完成。准爸爸从现在就开始进入"爸爸"的角色吧！下班早点回家，陪妻子吃晚饭，跟胎宝宝说说话，一家人其乐融融。

要多注意孕妈妈的饮食健康

因为胎宝宝生长发育迅速，对各种营养素的需求就更大，孕妈妈食欲大增，准爸爸要在以前的饮食基础上加几个菜，不过要注意监督孕妈妈不要吃得太多，体重增长过快对孕妈妈和胎宝宝都没有益处。

帮助做些孕妈妈力所不能及的事情

随着孕妈妈怀孕月数的增加，洗澡时也会有所不便，而且滑倒的可能性较大，准爸爸这时要帮助孕妈妈洗澡了。

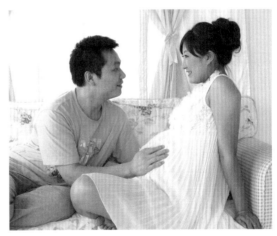

宝宝5个月大了，孕妈妈的负担更重了，准爸爸要帮着做一些孕妈妈力所不能及的事，如提重物、弯腰抬东西等。当然，跟孕妈妈交流、一起感受胎宝宝也是不能忽视的哟。

孕妈妈日常保健指南

孕妈妈鼻出血的护理方法

鼻出血是孕期较为常见的一种现象。怀孕后，身体内部会分泌大量孕激素，使得血管扩张、充血，加上鼻腔黏膜血管丰富，血管壁薄，孕妈妈的血容量又较高，所以十分容易破裂、出血。

◗ 鼻出血后的处理

试着将血块擤出来。鼻出血时伴有血块是身体的凝血功能在发挥作用，可以试着将血块擤出来，以免干扰毛细血管的修复。

坐在椅子上，用手指捏紧鼻子，身体向前倾，不要躺下或仰头，否则血液容易流到喉咙中。

在两只鼻孔中各塞入一小团干净的湿棉花，然后捏住鼻孔，持续压紧5~7分钟，能起到止血的作用。如仍未止血，再重复塞棉花和捏鼻子的动作。

用毛巾包裹住冰块，冷敷鼻子、脸颊和颈部，让血管收缩，减少出血。

鼻血止住后，在鼻孔内涂一些维生素E软膏，能促进伤口愈合。

做好上述处理后，最好能躺下来休息一会儿。一周之内不要挖鼻孔，否则容易剥落结痂，鼻出血会再次发作的。

◗ 预防鼻出血的措施

增加空气湿度。干燥的环境容易使鼻黏膜血管受到损伤，最好用加湿器来增加空气湿度。

不要挖鼻孔。坚硬的指甲容易损伤鼻黏膜和毛细血管，引起鼻出血。鼻孔内如有鼻屎，可以用水打湿，再用棉签轻轻擦出。

增加维生素C的摄入。维生素C是合成胶原蛋白所必需的物质，胶原蛋白有助于呼吸道里的黏液附着，让孕妈妈的鼻窦和鼻腔内产生一层湿润的保护膜。

增加维生素K的摄入。维生素K在孕妈妈体内能起到促凝血的作用。海带、菠菜、香菜、甘蓝、花椰菜、酸奶等食物中富含维生素K。

孕妈妈巧妙应对失眠

怀孕后，雌激素和孕激素的水平都会大大升高，容易导致内分泌失调，身体一时承受不了这些变化，会有一系列问题出现，如失眠、烦心等。调理失眠的方法如下。

1 创造良好的睡眠氛围。选择家中安静的房间作为卧室，布置得温馨一点，营造一个舒适的氛围。将灯光调得暗一些，挂上厚厚的窗帘或是贴上隔音壁纸来隔绝噪声。此外，不要在卧室里放电视，或在床上看书、工作，这些都是导致入睡困难的原因。

2 睡前不要吃东西。睡前2小时内不要吃难以消化的食物，否则肠胃消化食物产生的气体会滞留体内，影响睡眠，而且睡前饱食容易囤积脂肪，造成肥胖。晚饭最好安排在睡前4小时左右，不要吃得过饱。

3 喝杯牛奶助眠。牛奶含有色氨酸和肽类，能促进大脑细胞分泌使人昏昏欲睡的神经递质——5-羟色胺，调节人体生理功能，让人感觉舒适，解除疲劳。

4 保持心情平静。临睡前，可以适当听听音乐、散散步，定时上床睡觉。

5 放松身体，解除疲劳。每天晚上洗个温水澡或用热水泡泡脚，让身体得到放松，自然能轻松入眠。

6 睡觉姿势选择侧卧。孕妈妈最好能保持侧卧的习惯，以促进血液回流，减轻心脏负担，提高睡眠质量。

孕妈妈在精神和心理上都是比较敏感的，对压力的耐受力也会降低，常会忧郁和失眠。保持心态平稳是有效防治失眠的一剂良方。

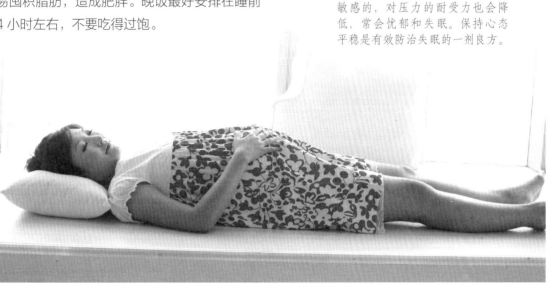

孕妈妈营养饮食

孕 17～20 周营养指南

孕 17～20 周，孕妈妈的营养原则是摄入较高热量和蛋白质，增加脂肪和碳水化合物的摄入，增加肉类、鱼虾类、蛋类和豆制品的摄取，保证蔬果的食用量。

1 热量多是通过主食获取的，在孕中、后期，孕妈妈应每天摄取 275～350 克主食。脂肪需求的增加可通过增加肉类的食用来满足。

2 孕妈妈和胎宝宝对蛋白质的需要可通过增加瘦肉、鱼、虾、豆制品的食用来满足。

3 孕妈妈要多食新鲜的蔬果，以补充维生素、纤维素及矿物质，其中的纤维素还能有效防止便秘。

孕 17～20 周重点营养素

孕 17～20 周，胎宝宝的骨骼、牙齿、五官和四肢开始形成，大脑也开始形成和发育。因此，孕妈妈的营养摄取很关键。

1 蛋白质。每天蛋白质的摄入量应达到 70 克，以保证子宫和乳房的进一步发育，也可促进胎宝宝大脑的不断发育。

2 热量。孕妈妈每天需要的热量比孕前多约 1256 千焦（300 千卡），即每天需要约 8790 千焦（2100 千卡）热量。为了满足热量需要，并防止孕妈妈感到厌烦，应注意变换主食的品种，比如将大米、高粱米、小米、红薯等变着花样做着吃，粗细粮搭配食用。

3 脂肪。胎宝宝大脑形成需要足量的脂肪，孕妈妈应多吃些富有脂质的食物，如核桃、芝麻、栗子、鱼头、黄花菜、香菇、紫菜、牡蛎、虾、鸭、鹌鹑等。

4 矿物质。孕妈妈可每天饮用 300～500 毫升的牛奶以补钙，不能耐受牛奶者可改饮酸奶或豆浆，还可多吃虾皮。此外，孕妈妈要多吃蔬果来补充各类矿物质。

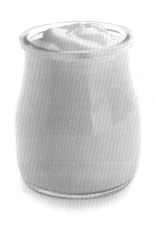

孕妈妈避免高糖饮食

孕妈妈若吃太多的糖，对自身和胎宝宝都有很大危害。血糖过高会加重孕妈妈的肾脏负担，降低孕妈妈的抗病能力，使其更容易受到细菌和病毒的感染。高糖饮食又可增加妊娠期糖尿病的发病风险。所以，孕妈妈要尽量避免高糖饮食。

孕妈妈的体重不要增长太多

孕妈妈体重增长是正常现象，孕期体重增长的多少通常与孕前体重有关。一般来说，一个体重 100 千克的女性比体重 50 千克的女性孕期体重增长得明显要少。正常情况下，整个孕期孕妈妈体重增长约 12 千克，孕晚期体重增长较孕早期明显，但每周不应超过 500 克。

孕妈妈体重如过度增长，很容易诱发糖尿病、高血压和高脂血症，同时造成营养过剩、脂肪堆积，胎宝宝也会长得过大，容易出现难产。另外，孕妈妈妊娠期间体重过重，产后也不容易恢复至孕前状态。

孕妈妈不宜只吃精米精面

不少孕妈妈只吃精米和精面，殊不知，其中所含的微量元素和维生素常常已经流失，这容易造成孕妈妈和胎宝宝体内缺乏微量元素和维生素。孕妈妈如果缺乏微量元素，可能会引起早产、流产、死胎、畸胎等。胎宝宝如缺乏微量元素和维生素，也容易导致发育迟缓。

多补充能促进胎宝宝视力发育的营养素

营养素	对视力的功效	常见食物
维生素 A	是合成视网膜中感光物质的重要原料，能维持人体的正常视觉，保持弱光下的观察能力	鱼类、动物肝脏、蛋黄、牛奶、胡萝卜、苹果等
α-亚麻酸	是组成视网膜中视细胞的重要物质，能促进视网膜中视紫红质的生成，提高胎宝宝的视力	核桃等
维生素 B_1	视神经的营养来源之一，如缺乏，容易引起眼睛疲劳	动物肝脏、肉类、豆类、坚果等
维生素 B_2	视神经的营养来源之一，如缺乏，容易引起角膜炎	猪肉、鸡肉、鳝鱼、蘑菇、海带、紫菜等
牛磺酸	增强视觉功能，促进视网膜和光感受器的发育	牡蛎、海带等

孕 5 月推荐食谱

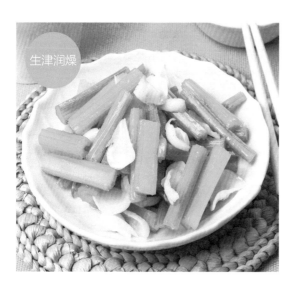

生津润燥

西芹百合

材料: 西芹 350 克,鲜百合 25 克。

调料: 植物油、葱花、姜丝、盐、水淀粉、高汤、白胡椒粉各适量。

做法:

① 西芹洗净,斜刀切段。鲜百合清洗干净。将二者焯水,捞出过凉。

② 炒锅倒油烧热,爆香葱花、姜丝,下西芹、百合、盐、高汤翻炒,然后淋入水淀粉,撒上白胡椒粉炒匀即可。

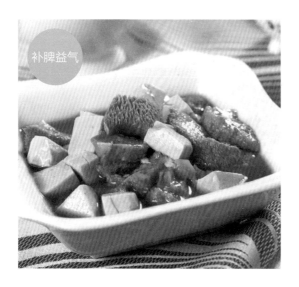

补脾益气

猴头菇炖豆腐

材料 猴头菇 250 克,豆腐 300 克。

调料 盐、植物油各适量。

做法

① 猴头菇洗净,撕块。豆腐洗净,切块,在盐水中焯烫,捞出待用。

② 炒锅置火上,倒油烧热,放入猴头菇、豆腐煎炒片刻,加入适量清水,调入盐烧煮至熟即可。

虾仁烩冬瓜

材料 干虾仁 10 克，冬瓜 250 克。

调料 葱花、花椒粉、盐、水淀粉、植物油各适量。

做法

① 干虾仁洗净浸泡 30 分钟。冬瓜去皮，去瓤，洗净，切块。

② 炒锅中倒入植物油烧至七成热，下葱花、花椒粉炒出香味。

③ 放入冬瓜块、干虾仁和适量水烩熟，用盐调味，再用水淀粉勾芡即可。

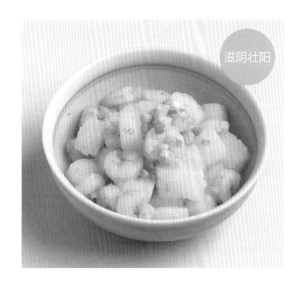

滋阴壮阳

蜜汁糖藕

材料 藕 2 节（约 500 克），糯米 50 克。

调料 白糖、蜂蜜、糖桂花各适量。

做法

① 藕去皮，洗净，将一端切下，沥干。糯米洗净，浸泡 4 小时，加白糖拌匀，灌入藕孔，将切下的藕节放回原位，用牙签固定，大火蒸 1 小时，取出，去掉牙签和藕节头，切厚片。

② 锅中加水、白糖、蜂蜜、糖桂花烧开，放藕片烧至汁略浓即可。

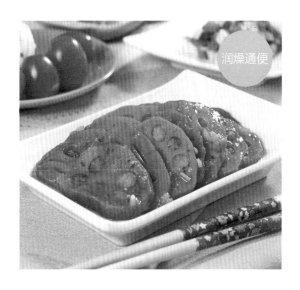

润燥通便

孕妈妈做运动

孕妈妈带着胎宝宝做运动

孕 17~20 周，孕妈妈的负担还不太重，是比较舒适的阶段。孕妈妈通过运动能吸入更多新鲜的空气，排出身体内的废物，增强身体的抗病能力。

⟩ 快步走

快步走时，手臂摆动的幅度稍大些，步伐也稍快些，心率尽量控制在每分钟 120~140 次（见图 1）。

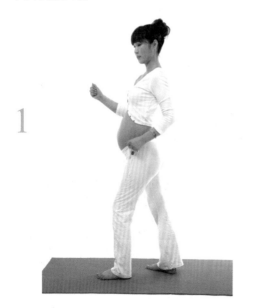

⟩ 半蹲练习

两脚自然分开，膝盖对准脚尖方向，手臂自然下垂放在身体的两侧，目视前方。吸气时屈膝半蹲，手臂向前平举（见图 2），呼气时还原。反复练习 10 次。

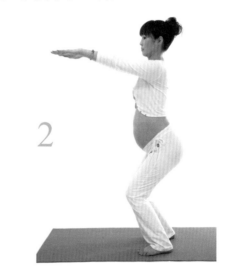

⟩ 皮带操

1 将橡皮带放在瑜伽垫或毯子上，盘腿坐在皮带上面，双手握住皮带的两端，自然放在身体两侧（见图 3）。

2 呼气时，手臂向身体两侧平举（见图 4），吸气时还原。反复练习 10 次。

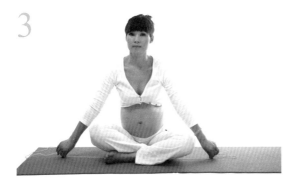

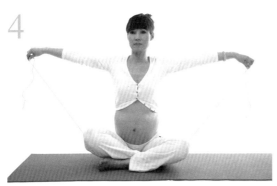

孕妈妈和胎宝宝在水中来次约会吧

在这段时期，胎宝宝已经比较稳定了，孕妈妈可适度运动，这样有助于控制体重，提高孕妈妈的抵抗力，也可改善妊娠不适，加强骨盆和腰部肌肉的韧性，使宝宝更容易娩出。游泳是比较好的运动方式，对全身都能起到锻炼作用。

孕妈妈游泳时，胎宝宝也像进入了游泳的状态，在子宫中漂起来，会跟着变换到比较舒服的姿势，同时会平静下来。此外，在水中活动的孕妈妈会感到身体轻盈，从而减轻脚腕和膝盖等部位肌肉和关节的负担，也能缓解腿部浮肿和腰部疼痛。另外，游泳能使孕妈妈的子宫得到放松，锻炼肌肉，并强化心肺功能，对提高顺产的概率很有裨益。

游泳前的准备活动

在下水前，孕妈妈要用温暖的水淋浴，让身体放松下来，可再做些基础的热身运动。

下水后，先不要急着游泳，可先重复向两侧分腿的动作，还可同时"呼、哈、呼、哈"地做一些帮助分娩的呼吸法练习。

自由行走或轻轻跳跃的方法也可起到热身效果。

游泳后的伸展运动

在游泳结束后，孕妈妈可伸展胳膊、肩膀和跟腱。从水中出来后，可以做一套简单的体操来结束这次游泳活动。

小贴士

○ 怀孕 4 个半月后，在得到医生允许的情况下才可以游泳，且应该在生产前 1 个月，即怀孕 9 个月时停止游泳，因为孕妈妈无法掌握阵痛发生的时间。
○ 孕妈妈不宜长时间游泳，以每次 1 小时为限。

胎教课堂：胎谈胎教

胎谈胎教是一切胎教的基础，因为没有一种胎教可以脱离与胎宝宝之间的交流而单独进行。饱含准爸爸和孕妈妈爱意的话语能使腹中胎宝宝的情绪安定下来，甚至还能对胎宝宝出生后的性格产生影响。

胎谈胎教的可行性

孕妈妈在怀孕 2 个月的时候，胎宝宝的脑部逐渐发育成形，到第 5 个月的时候，已经有 60% 的部分得以发育完成，此时胎宝宝大脑的功能与成人几乎不存在差异。因此，在孕期进行胎谈胎教是非常有必要的。所谓胎谈，是与胎宝宝进行谈话，并以这种方法来传达爱意。只要尝试着与腹中的胎宝宝说话，胎宝宝就会真的做出各种反应。胎谈胎教越早开始越好，因为胎谈不仅能帮助到胎宝宝，更能帮助到孕妈妈。即使胎宝宝还并不具备完备的听觉能力，胎谈也一样会对孕妈妈产生很好的效果。

胎谈胎教的好处

1 促进胎宝宝脑部发育。胎谈能刺激脑部，增加在脑细胞之间起到连接作用的神经回路。借助从孕妈妈那里传来的温柔、深情的话语，胎宝宝的大脑会不断地受到刺激并进入持续发育的良好状态。

2 让胎宝宝的情绪保持安定，增强其对社会的适应能力。进行胎谈能平复胎宝宝的心境，让胎宝宝变得温和正直。此外，孕妈妈以各种事物为对象所进行的描述相当于让胎宝宝间接体验了这个世界，这种体验能明显增强其对社会的适应能力。

3 加深亲子感情。孕妈妈总对胎宝宝说话，胎宝宝就能记住孕妈妈柔和动听的嗓音，并会在再次听到这种嗓音的时候做出反应。这样的过程让孕妈妈和胎宝宝之间的亲子关系变得更加深厚。

4 让孕妈妈的心境变得平和。胎谈能让孕妈妈尽可能减少压力，并能起到将已经承受的压力逐渐化解的作用，这是因为在与胎宝宝谈话的同时，孕妈妈的心情会逐渐变得舒畅。

胎谈胎教的要点

1 给胎宝宝起一个可爱的小名。刚开始跟腹中的胎宝宝说话时往往会觉得不自然，不妨给胎宝宝起个小名吧。

2 就像与朋友对话一样。孕妈妈最好用与身边朋友交谈一样的真挚态度和嗓音来诉说自己的心里话。说话时，要注意抑扬顿挫，尽量做到发音标准，保持平静、柔和的语调。胎宝宝对此一定不会产生抗拒。

3 起床后向胎宝宝问好。在迎接美好清晨的那一刻就跟胎宝宝打声招呼，让自己的心情舒朗起来，开始迎接美好的一天。

4 跟胎宝宝讲述自己的各种体验。胎谈的最佳话题就是孕妈妈自己的各种体验，每次谈不同的话题会对胎宝宝的大脑起到良好的刺激作用。胎宝宝对语言的初步学习也是从在妈妈腹中时开始的，这时孕妈妈只要进行各种积极的活动并用话语向胎宝宝表达自己的感情，就能对胎宝宝产生积极的帮助。

5 谈话的同时听点音乐。孕妈妈可以边听音乐边进行胎谈。播放着孕妈妈最喜欢的音乐，从与音乐相关的事情开始聊起，这样能帮助孕妈妈自然地进入到胎谈的状态中。在欣赏音乐的同时，孕妈妈可以将对音乐的感受、音乐讲述的内容及使用的各种乐器都介绍给胎宝宝听。

6 给胎宝宝唱唱歌。孕妈妈除了进行胎谈以外，还可以将胎宝宝的小名编到歌词中，或者学一些传统的童谣唱给胎宝宝听。

7 用谈话的方式讲述童话故事。从怀孕第6周开始，胎宝宝的听觉就开始了明显的发育，并成为五感中最为敏锐的一感。因此，孕妈妈要选择好的童话故事，用谈话的方式坚持讲给胎宝宝听。读童话故事的过程中，孕妈妈要饱含感情。

8 画下胎宝宝的小脸作为胎谈对象。孕妈妈可以将想象中宝宝的小脸画下来，并作为胎谈的对象，这样能感觉到胎宝宝就在身边。孕妈妈可以采用舒适的坐姿，看着宝宝的画像娓娓道来，这样保持心境平和就能传递给胎宝宝正能量。

9 准爸爸也要多跟胎宝宝讲话。在怀孕期间，如果准爸爸坚持不懈地与胎儿进行交谈，胎儿出生后就能分辨出父亲的声音。上班出门前、下班回家后可以用"睡得好吗""今天在玩什么呢""爸爸从公司回来了"这样的话语向胎宝宝问好，以此来加深准爸爸和胎宝宝之间的交流。

10 用餐的时候也不要忘记胎谈。孕妈妈要积极摄取营养，还得保持饮食的天然与均衡。孕妈妈可以把食物中的营养和味道都描述给胎宝宝听，如"苹果真好吃，又香又甜，据说苹果里有许多维生素呢"等。

小贴士

○ 无论是外出散步、参观展览馆还是去旅行，只要是把这些体验说给胎宝宝听，就能达到对其大脑产生良性刺激的目的。

怀孕各时期的胎谈法

孕早期 让自己变成话匣子吧	孕妈妈可以把一天中遇到的各种事情向胎宝宝一一道来。孕妈妈谈到的话题可以是动物和花草、自己读过的某一本书、与朋友见面的经历、在往返医院的路上所遇到的事情等，将这些内容完整地叙述出来
孕中期 尝试一下胎动游戏吧	在怀孕4个月时，孕妈妈就能感受到胎动了。在感受到胎动时，要立刻轻拍被踢中的部位，重复几次这一动作，胎宝宝会继续踢打那个位置
孕晚期 将各种事物的名称告诉胎宝宝	经常让胎宝宝听到爸爸妈妈的谈话，慢慢地胎宝宝就能对这两种声音做出区分。胎宝宝的记忆能力是在怀孕第6~8个月形成的，这时可以在胎谈时多读卡片上的物品、动物名称，这样能起到很好的效果

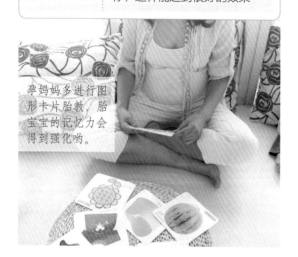

孕妈妈多进行图形卡片胎教，胎宝宝的记忆力会得到强化哟。

孕17~20周胎教要点

◗ 胎谈胎教

胎宝宝能听到外界的声音了，这时候要多跟胎宝宝说话，让胎宝宝感受到暖暖爱意。

◗ 图形卡片胎教

孕妈妈可以在卡片上写上阿拉伯数字、简单的汉字或字母，并且大声地读出来，在脑海中一遍遍描摹，以强化胎宝宝的记忆。

◗ 抚摸胎教

胎宝宝的反射活动已经建立，孕妈妈可通过拍打胎宝宝踢打的部位来和胎宝宝互动。当胎宝宝踢肚子时，孕妈妈可以轻轻拍打被踢的部位。

◗ 意念胎教

胎宝宝和孕妈妈已经有了心灵感应，孕妈妈平时可以多想想自己未来的小宝宝长得多么可爱，身体多么结实，头脑多么聪明，这样能有效放松孕妈妈的身心。孕妈妈快乐，胎宝宝自然高兴。

◗ 光照胎教

胎宝宝对光线越来越敏感，可将手电筒的光照在孕妈妈的肚子上，让胎宝宝感受到光源。

本月聚焦：
重视胎儿检查和数胎动

重视胎儿检查

有下列情况之一的孕妈妈应到医院做产前诊断，以便尽早发现胎儿疾患，及时采取相应措施。

1 高龄孕妇。35 岁以上的孕妈妈卵巢排出的卵子更容易出现异常，胎儿先天畸形、唐氏综合征的发病率较高，因此最好为胎儿进行产前诊断。

2 有先天畸形生育史的孕妈妈，特别是有无脑儿、脊柱裂患儿生育史的孕妈妈，再出现相同病胎的可能性为 5%～10%，所以一定要做产前诊断。

3 如果曾出现新生儿溶血，女性再次妊娠后胎宝宝的病情会更重，所以一定要做胎儿出生前检查。

4 对于有多次流产或死胎史的孕妈妈，若父母一方有染色体异常，应对胎宝宝进行产前诊断。

5 家族中如果有痛风、蚕豆病、苯丙酮尿症患者，妈妈怀孕后胎儿患同样疾病的可能性为 25%，所以要做产前诊断。

6 怀孕早期，若孕妈妈腹部接受过 X 线检查，胎宝宝出现畸形的可能性较大，应对胎宝宝进行产前诊断。

7 近亲结婚容易导致各种遗传病，因此要对胎儿进行产前诊断。

8 如果孕妈妈在孕期服用过致畸药物或受病毒感染，胎儿先天畸形的发病率较高，应做产前诊断。

* 有上述情况的孕妈妈应做定期产前检查，以便给胎宝宝检查提供依据。通过羊膜腔穿刺、经皮脐血管穿刺、超声检查等技术能尽早发现胎儿疾患。最好在孕中期 16～24 周进行检查。

小贴士

○ 胎动的强弱和次数有很大的个体差异，有的在 12 小时内多达 100 多次，有的只有 30～40 次。巨大的声响、强光刺激、触压孕妈妈腹壁等都会使胎动次数增加。

学会数胎动

1 胎动是有规律的。孕18周时，大多数孕妈妈都能感觉到胎动了，特别是在夜间。孕28~34周为胎动最频繁的时期，接近足月时略微减少，过期妊娠胎动次数会明显减少。胎动一般每小时3~5次，12小时内胎动一般为30~40次。正常情况下，一昼夜间的胎动强弱和次数会有一定的变化。一天之中，早晨的胎动次数较少，18点以后增多，20~23点胎动最为活跃，这说明胎宝宝有自己的睡眠规律，也就是胎儿自己的生物钟。

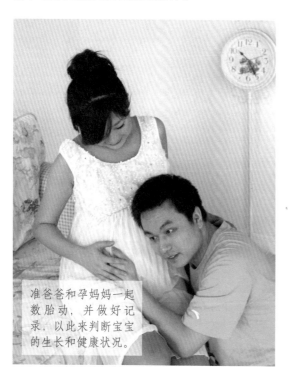

准爸爸和孕妈妈一起数胎动，并做好记录，以此来判断宝宝的生长和健康状况。

2 记录胎动数的必要性。胎动的次数、快慢、强弱等可以提示胎儿的安危。胎动正常表示胎盘功能良好，输送给胎宝宝的氧气充足，胎宝宝发育健全，小生命在子宫内愉快健康地生长着。如果12小时内胎动少于20次，或1小时内胎动小于3次，往往就表示胎儿缺氧，孕妈妈不可掉以轻心。

3 胎动如何计数。从怀孕28周开始至临产，孕妈妈每天在相对固定的一段时间，比如在8~9点、13~14点、20~21点各记录胎动数1次，每次计数1小时，将3次计数相加乘以4，就是12小时的胎动数。如果每日计数3次有困难，可以在每天临睡前1小时计数1次。将每日的数字记录下来，画成曲线图。在记录胎动时，孕妈妈宜采用左侧卧位，选择安静的环境，集中注意力。

4 测定结果判断。正常情况下，胎宝宝12小时内胎动30次以上，如果12小时内胎动次数少于20次，则表示宫内缺氧；如果在一段时间内感觉胎动超过正常次数，动得特别频繁，也可能是子宫内缺氧的表现，应立即去医院检查。

小贴士

○ 胎动次数明显减少或停止是胎宝宝在宫内重度窒息的信号，这时应立即去医院请医生采取紧急措施，在排除胎儿畸形的情况下，如几近流产应立即行剖宫产，抢救胎儿。

孕 21~24 周
喜欢听悦耳的声音了

　　我能够听到很多声音了，但是并不是对所有的声音都敏感，我只对妈妈温柔的声音比较感兴趣。如果听到很大声的噪声，我会把身体紧紧地蜷在一起，保护自己不受到伤害，因为噪声实在是让我感觉太糟糕了。

第 21~24 周
宝宝大脑皮质发育完全

周数	胎宝宝的发育	孕妈妈的变化
第 21 周	○ 消化系统开始发挥作用了，小肠进入放松和收缩的反复运动中 ○ 胎宝宝开始有吞咽羊水的举动	○ 油性肤质的孕妈妈头发出油变得更加严重，干性肤质的孕妈妈头发变得更加干燥 ○ 乳腺开始分泌出极少量的乳汁
第 22 周	○ 眼皮和眼睫毛在不断发育着 ○ 恒牙的牙胚在不断发育着 ○ 宝宝有一定的听力，能听到外面的声音了	○ 孕吐症状完全消失，孕妈妈的胃口开始好转起来 ○ 身体可能会突然长出痣来，乳房变大，可能会开始出现妊娠纹
第 23 周	○ 会做一些简单的动作了，比如抓抓鼻子、揉揉小脸，还会撇嘴了呢 ○ 胎宝宝有着皱巴巴的皮肤和覆盖全身的汗毛，汗毛的颜色开始加深	○ 腹部明显增大，臀部、面部和手臂变得丰满起来 ○ 胸部有胀满感
第 24 周	○ 肺部及其组织器官正在发育中，为呼吸做好准备 ○ 胎儿仍有可能吞咽羊水，头部显得偏大	○ 脸部看起来有点肿，激素的变化还容易导致鼻塞 ○ 乳晕的颜色进一步加深

本月注意事项

- 高龄孕妈妈和需要站立工作的孕妈妈要小心静脉曲张
- 最好穿低跟或平底的鞋子，多做抬腿动作和按摩腿部，能有效减轻腿部的疲劳感

- 补充足够的铁元素，能预防贫血
- 每天保持喝 1700 毫升左右的水
- 养成按摩乳房的习惯

- 控制盐分的摄入。摄入过多盐分容易导致水肿，因此每天摄入的盐分应控制在 5 克以下

- 进行规律的运动，锻炼自己，以应对整个分娩过程和在这个过程中出现的阵痛
- 可以继续服用叶酸，预防高脂血症

饮食注意事项

- 选择能强化肠胃功能的饮食。多食能促进骨骼发育的食物，如排骨、牛奶、虾皮等
- 多食海藻类食物，能缓解便秘，且其富含碘，可促进胎儿脑部的发育
- 降低盐分的摄入，多食用高蛋白食物

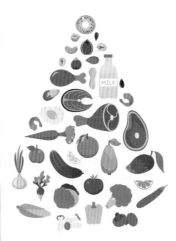

适宜做的运动

- 通过少量运动来保证肠道活动顺畅
- 体重增加的同时骨盆负担也会加重，姿势不正确容易引起腰部疼痛。此阶段适宜多做强化背部肌肉的运动

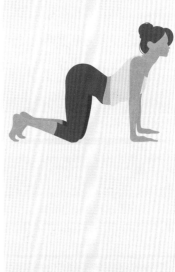

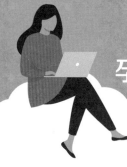

孕 21~24 周　周备忘录

1. 孕妈妈活动时稍感不方便，准爸爸需要更加关爱妻子。每月 1 次的例行检查需要准爸爸陪伴着，这不仅体现了准爸爸对孕妈妈和胎宝宝的关心，还能增加孕妈妈的幸福感呢。

2. 准爸爸和孕妈妈一起聆听宝宝的心跳吧。耳朵灵敏的准爸爸把耳朵紧紧贴在孕妈妈的腹壁上，就可能听到胎心搏动，卷一个纸筒贴在耳朵和腹壁之间会听得更明显，也可以用听诊器来听。学习听胎宝宝的心跳不但能够了解宝宝的情况，还可以增进爸爸、妈妈和宝宝之间的感情。

3. 孕妈妈肚子开始突出，走路较不稳，上下楼梯或走坡路时要特别注意。孕妈妈在这段时期容易便秘，可以多吃些纤维素含量高的蔬菜、水果等，也要多吃粗粮，保证足量饮水。

4. 在 21~24 周，要记得去筛查一下胎儿是否畸形。

完美准爸爸培训班

准爸爸要做一个称职的家庭营养师

　　孕妈妈这时最好不要自己下厨做饭了，因为孕中期的孕妈妈身体沉重，做饭时长时间站立会加重下肢水肿，厨房的油烟也会影响胎宝宝健康，所以准爸爸需要担负起为孕妈妈准备食物的任务了。孕妈妈这一时期会吃得很多，准爸爸在给孕妈妈准备食物时，需要荤素搭配、粗细结合，注意补铁、补碘和补钙，保证孕妈妈的营养均衡，还要让孕妈妈少食油炸、油腻食物和甜食，防止孕妈妈出现体重增长过快的情况。

登高打扫的任务准爸爸自然义不容辞

　　擦玻璃这样的家务活需要登高，对孕妈妈来说是具有危险性的，还有一些需要登高的家务，比如清扫屋顶和墙壁的灰尘等，自然就要交给准爸爸了。

担负起外出采购的任务

　　超市和商场人多拥挤，孕妈妈拖着沉重的身体实在是不便，准爸爸应该担负起采购的任务。采购之前，孕妈妈可以列出清单，说明要采购东西的品牌、款式、型号、大概价格等，以免买得不合适。

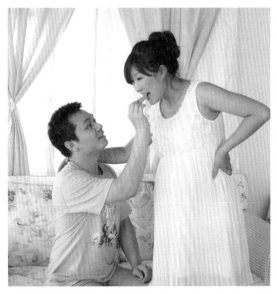

准爸爸要做好营养师的工作，均衡膳食，提高营养，让妈妈、宝宝都健康。

孕妈妈日常保健指南

日常活动时的注意事项

1 如何俯身弯腰。孕 6 月的孕妈妈要尽量避免俯身弯腰的动作，长时间俯身或下蹲会给脊椎造成重负，还会引起骨盆充血，对宝宝造成危险。像擦地、除草一类需要长时间俯身或下蹲的活儿就让准爸爸来干吧。如果需要从地上捡起什么东西，或者需要俯身时，可慢慢轻轻地向前倾，同时屈膝，把身体的重量分配到膝盖上。

2 如何站立起身。孕妈妈起身的时候动作要缓慢有序，不要突然起身，要避免腹壁肌肉过于紧张。仰卧的孕妇起身前要先侧身，肩部前倾，屈膝，然后用肘关节支撑起身体，盘腿，以便腿部从床边移开并坐起来。

3 如何保持站姿。孕妈妈最好不要长时间站立，否则容易导致水肿和静脉曲张。如需长时间站立，孕妈妈可尝试把重心从脚趾移到脚跟，从一条腿移到另一条腿。

4 如何保持坐姿。正确的坐姿是把后背紧靠在椅背上，还可以在背后放一个小枕头。如果孕妈妈坐着工作，可以把双脚放在小凳上，有利于血液循环和背部放松。最好经常起来走动一下，以促进血液循环，预防痔疮。

5 如何散步。散步对孕妈妈来说，最明显的效果是增加氧气的供给量，氧气会沿着脐带被输送给胎宝宝，进入胎宝宝体内后，会起到使脑细胞活化的作用。此外，散步能促进血液循环，明显减轻孕妈妈出现的浮肿或腰痛等不适。但孕妈妈行走时若感觉疲劳，就要马上停下来，坐下歇息 5~10 分钟。如果附近没有公园，可以选择交通状况不太紧张的街道，以避免吸入过多有害的汽车尾气。在走路的姿势上要注意保持身体正直，双肩放松。散步时要选择舒适的鞋，以跟低、掌面宽松为好。

6 如何乘坐交通工具。如果孕妈妈坐火车进行长途旅行，在座位上一坐几个小时对身体是有害的，因此在火车上也有必要时常站起来在车厢里走动走动，有利于血液循环。乘坐无轨电车、公共汽车和地铁的孕妈妈，可向乘务员请求帮忙给自己找个座位，为了自己的身体和未出生的孩子着想，千万不要羞于启齿，否则急刹车可能会让你失去平衡，甚至摔倒。另外，孕妈妈要等车完全停稳后才能下车。坐小轿车的孕妈妈选择的余地相对较大，可挑选最舒适的座位，如果感到累了，就把车停下来揉揉腿脚。

孕妈妈进出厨房的注意事项

1 厨房要保持良好的通风。厨房是粉尘及有害气体密度很大的地方，煤气或液化气燃烧排放出的二氧化碳、二氧化硫、一氧化碳等有害气体及烹调产生的油烟使得厨房污染严重。如果厨房通风不良，有害气体就会被吸入孕妈妈体内，进入血液之中，然后通过胎盘进入胎宝宝的组织器官内，干扰胎宝宝的正常生长和发育。

2 少用厨房小家电。电磁炉、微波炉、烤箱等电子产品会释放电磁辐射，长时间接触这些产品可能会导致胎儿畸形。因此，孕妈妈在怀孕期间最好放弃使用厨房小家电，改用煤气灶和轻便的蒸锅。

3 不要站立过久。孕中期的妈妈相对比较稳定了，但是日渐膨大的腹部会使孕妈妈比较容易疲惫，煮饭时间过长会给腿脚带来压力，所以如果能坐着完成的事情就不要站立着完成，如择菜、削皮等。

孕妈妈的睡眠

1 睡眠时间。孕妈妈的睡眠时间应该比孕前多一些，每日最低不能少于 8 小时，还要保证午睡，午睡时间以半小时到 1 小时为宜，最长不要超过 2 小时，以免影响夜间睡眠。

2 睡眠姿势。孕妈妈卧床时要采用适于胎宝宝发育的姿势。在孕早期，孕妈妈可以平卧在床上，膝关节和脚下各垫一个枕头，使全身肌肉得以放松。孕中后期的孕妈妈宜采用左侧卧位，可以用枕头支撑腰部，两腿稍弯曲。下肢浮肿或静脉曲张的孕妈妈可以将腿部适当垫高。

孕妈妈洗澡有讲究

1 洗澡的方式。孕妇洗澡最好采用淋浴的方式，不要用盆浴的方式，更不要泡在水里。这是因为，怀孕后的女性阴道抗菌力大大降低，泡在水里有可能会使脏水进入阴道，引起阴道炎或宫颈炎，甚至导致绒毛膜羊膜炎，引起早产。还要注意不要过度擦洗乳房，以免引起子宫收缩，发生早产。孕妈妈也不要去公共浴室洗澡。

2 水温。孕妈妈洗澡时适宜的水温为 38℃左右，水温过高和过低都可能会诱发宫缩，引起早产。

3 适宜时间。孕妈妈洗澡时间不宜超过 15 分钟，时间太久容易引起孕妇自身脑部缺血，发生晕厥，还会造成胎宝宝缺氧，影响胎儿神经系统的生长发育。

4 避免滑倒。6 个月的孕妈妈腹部隆起，行动不便，洗澡时注意不要滑倒，并且要保持浴室内通风。

孕妈妈洗脸有讲究

怀孕的女性更要注重皮肤的护理，掌握正确的洗脸方法有助于皮肤的保养。

◎ 洗脸水的温度和硬度

洗脸水最适宜的温度是 34℃ 左右。该温度下，水的性质与生物细胞内的水十分接近，不仅容易溶解皮脂、开放汗腺导管口、使废物排出，而且有利于皮肤摄取水分，使面部柔软细腻，富有弹性。

洗脸要用软水，不能用硬水。地下的硬水富含钙、镁、铁，如果直接用它来洗脸，会造成皮肤脱脂，变得粗糙、毛孔外露、皱纹增多，加速皮肤衰老，所以最好将硬水煮沸使之软化后再用。

◎ 洁面产品的选择

如果你一直使用性质温和且具有天然成分的洁面产品，就不用更换，因为怀孕后皮肤容易敏感，一时会很难适应新产品。

有的孕妈妈喜欢用含有磨砂颗粒的洁面产品，殊不知磨砂颗粒会通过机械作用过度刺激表皮，破坏皮肤表面的角质层细胞。故孕妈妈要减少使用含磨砂颗粒的洁面产品。

悉心护理秀发的要点

◎ 孕妈妈需要变换洗头的姿势和方法

孕妈妈挺着大肚子，洗头发也变得不方便了。如果孕妈妈采用淋浴的方法，弯腰会很不舒服，站太久也很累，盆浴则容易导致细菌侵入阴道，不适合孕妈妈。为了不压到肚子，孕妈妈需要变换洗头的姿势和方法。

洗头的时候孕妈妈要按摩头皮，不要用指甲抓头皮，只需用力揉捏或轻拍整个头皮。可拿个小板凳放在浴缸里面，坐着洗头，这样身体不会浸没在水里，也比较轻松。长发的孕妈妈最好坐在有靠背的椅子上，请家人帮忙冲洗。若觉得洗头太麻烦，也可将头发剪短，清爽好洗。

另外，到理发店去洗发是比较省心省力的好办法，不仅不用担心弯腰的问题，还可以享受按摩，很是惬意。不过，为了安全起见，孕妈妈最好带上自己的洗发水。

◎ 洗发水的选择

孕妈妈要选择适合自己发质并且性质比较温和的洗发水，以避免刺激头皮。如果发质没有因为激素的改变而发生太大变化，怀孕前用的洗发水还可以继续使用。

有些孕妈妈在怀孕时头发会变得又干又脆，这是因为头发缺乏蛋白质，如果使用能给头发补充蛋白质的洗发水和护发素，情况将会得到改善。

洗发后湿发的处理

孕妈妈可以使用卫生且质地柔软的干发帽或干发巾，吸水性强、透气性佳，很快就可以弄干头发。即使需要使用吹风机，也要调到冷风挡，不要用热风，也不要紧贴头皮吹头发。

缓解水肿及静脉曲张的方法

孕期体重增加会给孕妈妈的下肢带来很大的负担，导致出现静脉曲张和水肿的现象。大部分孕妈妈的症状都属于正常现象，但是这种现象是有办法预防和控制的。

下面就来给孕妈妈介绍几种缓解水肿的妙招。

1 平躺，把脚抬高。平躺，把脚抬高可以使血液更容易回到心脏，水肿也就比较容易消除了。

2 坐着的时候把脚稍稍垫高。坐在椅子上的时候，可以把脚放在小台子上；坐在地板上的时候，就用坐垫等把脚垫高。

3 游泳。游泳可以锻炼腿部，使静脉血更容易回到心脏，但是游泳前要得到医生的许可。

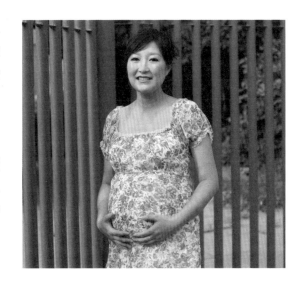

4 适当地散步。借助小腿肌肉的收缩力可以使静脉血顺利地返回心脏，因此适当地散步对于水肿的预防是有一定效果的。

5 扶住支撑物，脚上下活动。做这种运动时，脚部的活动会使小腿的肌肉收缩，有助于预防静脉曲张。孕妈妈肚子变大后很容易失去平衡，所以活动时一定要扶住柱子、墙壁或桌子等支撑物。

6 按摩。从脚开始沿小腿逐渐向上按摩，有助于血液返回心脏。睡前进行按摩的话可以缓解腿部酸痛，有助于睡眠，洗澡时按摩也是个不错的选择。

7 注意饮食平衡。要注意控制盐的摄入，摄入过多盐会引起水肿。快餐里含有大量盐分，所以建议孕妈妈尽量少吃快餐，多摄取蛋白质丰富的食物。

孕妈妈营养饮食

孕 21~24 周营养指南

1 孕 21~24 周，胎宝宝生长发育很快，骨骼开始钙化，大脑细胞增加到 160 亿个左右就不再增加了，而大脑的重量在继续增加，孕妈妈应摄取各种营养来满足母体与胎宝宝的需要，尤其应该增加蛋白质、钙、铁、碘的摄入量。

2 盐的使用应有所节制，每天盐的摄入量不得超过 5 克，避免加重水肿症状。

3 多吃富含膳食纤维的蔬菜、水果，多喝牛奶，可促进排便，防止便秘。

孕 21~24 周重点营养素

蛋白质： 孕妈妈每日应该摄入优质蛋白质 70 克。在安排孕妈妈的膳食时，动物蛋白质和植物蛋白质应各占一半。

热量： 孕妈妈的热量需求量比孕早期有所增加，但体重、活动量等不同，对热量的需求也不同，因此孕妈妈要根据自己的体重增长情况来调整摄入量。孕妈妈的体重增加一般应该控制在每周 0.3~0.5 千克。孕妈妈可以用南瓜、红薯、芋头等来代替部分米、面，这样可

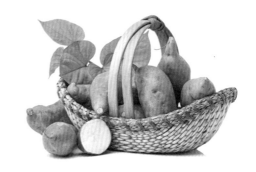

在提供热量的同时供给更多的微量元素和维生素，南瓜还有助于预防妊娠期糖尿病。

脂肪： 孕妈妈每日摄取的食用油以 25 克左右为宜，总脂肪量为 50~60 克。

维生素： 孕妈妈对维生素 B 族的需要量增加，因维生素 B 族无法在体内存储，必须要有充足的供给才能满足人体的需要。

矿物质： 孕妈妈要从蔬菜、蛋类、动物肝脏、乳类、豆类、海产品中获得钙、铁、碘、镁、锌、铜等矿物质，尤其应注重钙的充足摄入，因胎宝宝骨骼和牙齿的形成、血液的流动等都需要钙的参与。

水： 每天至少喝 1700 毫升白开水，孕妈妈有水肿的晚上可以少喝，但白天要喝够量，这样既能补充水分，净化肠道，又能稀释尿液，预防尿路感染。

适合孕 21～24 周食用的食物

富含蛋白质的食物：瘦肉、鱼虾、蛋类、豆制品等。

富含维生素和微量元素的食物：如蔬菜、蛋类、肝脏、乳类、豆类、海产品、瘦肉、新鲜水果等。

富含纤维素的食物：蔬菜、水果。

巧用饮食除口臭

有些孕妈妈因饮食上不节制，且脾胃功能虚弱，食物在肠道内得不到充分的消化，大量的食物糟粕不能排出，在体内越积越多，经过长时间的积滞便会开始生热，产生臭气，向上蒸发，经过口腔及鼻咽，导致口臭。食物长期积累释放的毒素还会进入血液，从而伤害脏腑，引发各种疾病。

◗ 巧用饮食除口臭

第一步：必须先清除肠壁和脏腑内血液中的毒素，使肠胃功能恢复正常，进而将沉积在肠内的食物糟粕排出，这是根除口臭的关键。

第二步：注意平时的饮食，要有所节制，不要暴饮暴食，少吃不容易消化的食物，不给肠胃增加负担，从而在根本上治愈口臭，恢复清新口气，保证身体健康。

补充膳食纤维，防治便秘和痔疮

孕 21～24 周，孕妈妈的体重在稳步增加，这时应多食用一些润肠的食物，以缓解因子宫增大压迫直肠而形成的便秘。

◗ 膳食纤维的功效

膳食纤维可增强孕妈妈的免疫力，促进消化，为胎宝宝提供更充足的营养。

膳食纤维有降胆固醇、降血压、预防糖尿病等功效，孕妈妈摄入足够的膳食纤维，可有效地预防妊娠并发症的发生。

孕妈妈合理补充膳食纤维，还可以起到通便、利尿、清理肠胃的作用。

怎样合理补充膳食纤维

建议孕妈妈每日膳食纤维的总摄入量为20～30 克。一般来说，人们每日摄取 500 克蔬菜、250 克水果，就能获得 8～10 克膳食纤维。

富含膳食纤维的食物：谷类（特别是一些粗粮）、豆类及一些蔬菜、薯类、水果等。

目前市面上也有一些膳食纤维含量高的保健食品，特别是一些可溶性膳食纤维，吃起来非常方便，体积小，无异味，可在专业医生的指导下进行选择。

孕 6 月推荐食谱

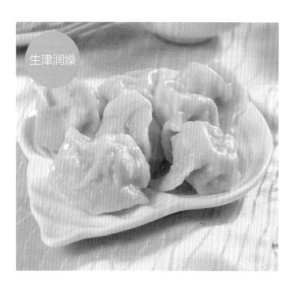

生津润燥

小白菜水饺

材料 面粉 500 克，小白菜 300 克，猪肉馅 100 克。

调料 葱末、花椒粉、盐、酱油、香油各适量。

做法

❶ 面粉倒入盆中，加适量清水搅拌均匀，和成表面光滑的面团，饧发 20 分钟。

❷ 小白菜择洗干净，剁碎，挤去水分。猪肉馅加葱末、花椒粉、酱油和香油朝一个方向搅拌至上劲，放入白菜末和盐搅拌均匀，制成馅料。

❸ 面团搓长条，揪成大小均匀的面剂子，擀成饺子皮，包入馅料，做成饺子，放入沸水中煮熟即可。

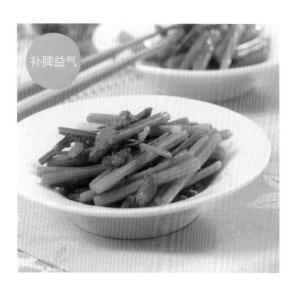

补脾益气

嫩炒芹菜牛肉丝

材料 芹菜 100 克，瘦牛肉 75 克。

调料 葱花、花椒粉、酱油、料酒、盐各适量，植物油 5 克。

做法

❶ 芹菜择洗干净，入沸水中焯透，捞出，切段。牛肉洗净，切丝，用料酒、酱油和植物油抓匀，腌渍 15 分钟。

❷ 炒锅置火上，倒入适量植物油，烧至七成热，放入葱花和花椒粉炒香，加牛肉丝滑熟，再放入芹菜段翻炒均匀，最后用盐调味即可。

番茄炒虾仁

材料 番茄 2 个（250 克），虾仁 80 克，豌豆粒 50 克。

调料 葱花、蛋清、水淀粉、盐、植物油各适量。

做法

❶ 番茄洗净，去蒂，切丁。虾仁洗净，用蛋清和水淀粉拌匀，腌渍 5 分钟。豌豆粒洗净。

❷ 炒锅置火上，倒入适量植物油，烧至七成热，放入葱花炒香，加虾仁滑熟，放入豌豆粒翻炒均匀，加适量清水烧至豌豆粒熟透。

❸ 倒入番茄翻炒 3 分钟，用盐调味即可。

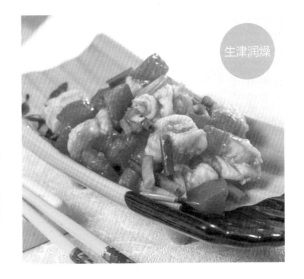

生津润燥

三文鱼蒸蛋

材料 三文鱼 100 克，鸡蛋 2 个。

调料 酱油 2 克，葱末、香菜末各少许。

做法

❶ 鸡蛋磕入碗中，加入 50 毫升清水打散。三文鱼洗净，切粒，倒入蛋液中，搅匀。

❷ 将蛋液放入蒸锅隔水蒸熟，取出，撒上葱末、香菜末，淋入酱油即可。

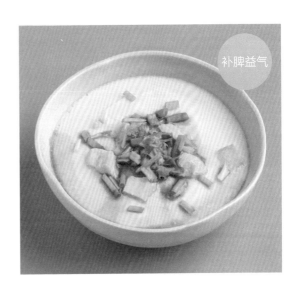

补脾益气

孕妈妈做运动

腿部肌肉运动

❂ 两腿分开半蹲

第一步：将两腿向两侧大幅度分开，在这样的站立姿势下平伸双臂至肩部的高度。

第二步：保持双臂平举，让双腿的夹角接近 90°，然后下坐 2 次，将力量集中到臀部，再向上提升 2 次（见图 1）。

功效：锻炼大腿内侧和臀部肌肉。

❂ 半坐式

第一步：两腿分立，与肩同宽，双臂向前平伸，与肩同高。

第二步：慢慢将双腿分开，先下坐再站起（见图 2），尽可能不让臀部往后陷，让双腿集中力量坐下再站起。如果觉得保持平衡较为困难，可以扶着椅子或书桌的边缘来完成这个动作。

功效：强化大腿内侧肌肉。

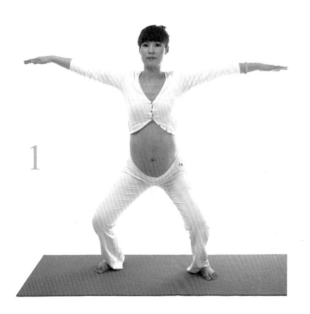

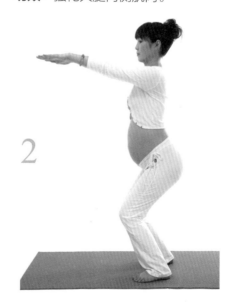

转动手腕、脚腕

许多孕妈妈会出现手腕和脚腕肿胀的情况，尤其是职业女性，久坐或久站导致血液循环不畅，进而引起这种不适现象。随时给手腕、脚腕做按摩或常常转动手腕、脚腕，对缓解这种不适是很有好处的。

⊃ 转动手腕、脚腕

第一步：捏紧拳头，手腕先向上弯曲（见图3）再向下弯曲（见图4），接着进行从里向外和从外向里的转动。

第二步：将双腿向前平伸，背部挺直，双手撑住地面。脚尖尽量向后够（见图5），再改向前伸出（见图6），然后双脚从里向外再从外向里转动。

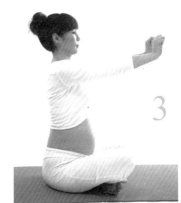

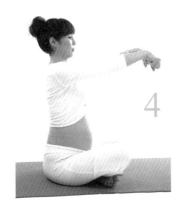

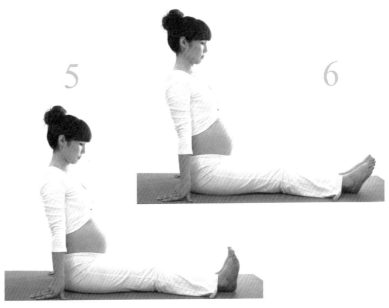

胎教课堂：美术胎教

美术胎教的方法

美术胎教有着各种各样的方法，欣赏图画只是其中的一种，其实画画、做十字绣、剪纸、折纸、捏泥人、学习陶艺、编中国结等也都属于美术胎教的范畴。靠手指来进行的编织、折纸等，不仅能够让孕妈妈的注意力高度集中，还可以使内心很快安定下来。因此，孕妈妈最好能培养自己对这些活动的兴趣，用它们来打发平日里闲暇的时光。

不过，想要完成一个作品往往需要花费较长的时间，孕妈妈要付出耐心和意志力，在这一过程中，胎宝宝的思想和审美能力也会受到一定的启发。另外，常去附近的文化宫和美术馆，也是孕妈妈可以探索和尝试的胎教方法。

美术胎教的素材

比起音乐胎教和阅读胎教，美术胎教对有些孕妈妈来说可能会显得较为无趣或有些困难。其实，美术胎教也是一种可以轻松掌握的方法。

也许你的印象里只有达芬奇的《蒙娜丽莎》和米勒的《拾穗者》，没关系，任何人都可以从零开始对美术作品进行鉴赏。它并不需要你了解多少与之相关的背景知识，只要你具有基本的色彩感觉，放下负担，抓住直接的感受就可以了。欣赏到好的作品，与欣赏到优美的旋律、阅读感人的文字一样，是一种美的享受，甚至会有一种被净化的感觉。摄影作品、画作、雕刻、陶艺和版画都是美术胎教的素材。

也许孕妈妈对美术毫无兴趣，这样的话也不必强迫自己去美术馆或画展，否则即使特地跑到美术馆去欣赏名家的作品，也很难真正产生什么特殊的感觉和印象，起不到明显的效果。

其实，和丈夫一起去看一场电影，漫步在迷人的街心花园或者翻一翻可以带来美好回忆的照片，也是不错的胎教方式。只要能够让孕妈妈的心态平和并激发欣赏的兴趣，就可以称得上是好的胎教素材。

名画鉴赏要点

1 开始的时候，比起细腻的人物肖像，不妨先选择欣赏那些一眼就可以了解基本内容的风景画。看到美丽的自然风景，可以使孕妈妈的心灵得到抚慰，情绪也会平稳下来。

2 在去美术馆之前可以先了解一下正在展示的是哪些作品。掌握画家和作品的基本信息之后再进行鉴赏，往往可以带来深刻的感受。

3 欣赏一幅画，每看一次都可能有不同的感受，昨天没有领悟的部分也许会在今天的欣赏中找到答案，这种体验往往会令人无比喜悦。画中的人物究竟注视着何处？在同一棵树上为什么会有色彩反差如此之大的叶子？探索这些问题的过程，就是接近作品含义的过程。

4 美术胎教也和其他胎教方法一样，只有持之以恒才能取得效果。多去几次画展，坚持与那些画作打交道，才能使胎教变得更有效果，"趣味"是胎教最重要的动力之一。

用不同色彩和素材进行绘画

在进行美术胎教的时候要尽可能多地接触不同色彩和素材，可以尝试着用蜡笔、颜料和彩色铅笔作画。画美丽的天空、雪白的云朵、翠绿的树叶、鲜艳的花朵，还可以画孩子的脸庞，甚至可以对着从医院带回来的 B 超图片画一画胎宝宝现在的模样。

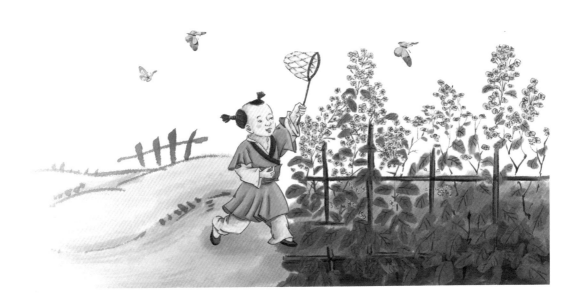

十字绣——一针一线的爱

锻炼手指可以让脑部变得发达，在做手工时，手指上的神经会对脑部产生一定的刺激作用。可以锻炼手指的活动有折纸、陶艺、缝纫、编织等，其中技法简单、费用低廉而广受欢迎的当属十字绣了。

十字绣可以提升孕妈妈的色彩感

在做十字绣的过程中，孕妈妈的心情会很快得以平静，对提高注意力也有一定的作用。而且，在一幅十字绣作品中，往往要用到十几种颜色的丝线，在一针一线的刺绣过程中，孕妈妈的色彩感和搭配颜色的能力也不知不觉得到了锻炼。如果在怀孕期间多接触一些美丽的颜色和形状，那么将来宝宝出生后也将拥有较强的审美能力。

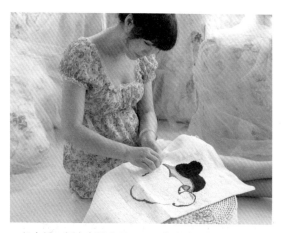

一起来绣一幅十字绣作品吧，还能让胎宝宝更聪明呢！

做十字绣需要注意的问题

刺绣时人的眼睛和精神都集中在了针尖那一点上，很容易产生疲劳感，而且孕妈妈也不适宜长久保持刺绣的姿势，因此建议孕妈妈将每次刺绣的时间控制在 1 小时之内。此外，刺绣时最好在腰后垫一个垫子，始终保持舒适的姿势。刺绣的时候孕妈妈还可以和胎宝宝聊聊天，在刺绣的同时还能达到对话胎教的目的。

孕 21~24 周胎教要点

1 语言胎教、音乐胎教配合抚摸胎教。随着胎宝宝的感官发育和意识萌芽，多种胎教内容可以交错进行。孕妈妈要尽可能与胎宝宝聊天，给他讲故事、听音乐，并结合这些内容抚摸胎宝宝，让胎宝宝感觉到孕妈妈的关爱，顺便还能让孕妈妈了解胎动的情况。

2 音乐胎教。6 个月的胎宝宝听力非常接近成人听力，外界的声音胎宝宝都可能听到，但胎宝宝对 500~1500 赫兹的声音感觉比较舒服，喜欢听节奏平缓、流畅、柔和的音乐，讨厌节奏感过强的旋律，更讨厌噪声。

3 美术胎教。6~7 个月的胎宝宝已经具有了五感，而美术正是能够刺激五感的胎教内容。胎宝宝的脑部在有所感受的时候才会快速发育，此时全面地刺激五感就能起到更好的胎教效果。

本月聚焦:
了解不同月份的胎动

妊娠 5 个月开始能够感觉到胎动

胎宝宝在妊娠 8 周左右开始换位置或稍微移动身体,但实际上孕妈妈能感觉到胎动的时间是在妊娠 18 周左右,初产妇腹壁厚则时间会晚些,经产妇腹壁薄则时间会早些。

胎动的指示

正常胎动是胎宝宝给孕妈妈报平安的一种方式,一般为每小时 3~5 次,12 小时内的明显胎动次数一般为 30~40 次。由于胎儿存在个体差异,有的胎儿在 12 小时内胎动次数可达 100 次以上,但只要胎动有规律,有节奏,变化不大,胎儿发育一般是正常的。妊娠中期胎动相对多些,胎儿活动度大,此期不易数胎动的次数,只要感觉有胎动即可。但是,28~30 周时要注意胎动的次数,如果每天少于 30 次或每小时 3 次以内的胎动持续 2 天以上,就可能存在异常情况,这时不要犹豫,要立即去医院进行检查。

不同月份的胎动变化

怀孕第 5 个月

胎动情况:活动量小,动作不激烈。
妈妈的感觉:不明显,偶尔能感受到细微胎动。
位置:肚脐下方。

这一时期是刚刚开始能够感知到胎动的时期。胎宝宝的活动量不是很大,动作也不激烈,孕妈妈通常觉得细微的胎动就像鱼在游泳,或是像"咕噜咕噜"吐泡泡,跟胀气、肠胃蠕动或饿肚子的感觉有点像,没有经验的孕妈妈常常会分不清。

怀孕第 6 个月

胎动情况:活动量大,动作激烈。
妈妈的感觉:非常明显。
位置:靠近脐部,向两侧扩大。

这个时候的宝宝正处于活泼的时期,而且因为长得还不是很大,胎宝宝可以在羊水中上下左右地移动,做多种动作,因此胎动更加明显。孕妈妈可以感觉到宝宝在做拳打脚踢、翻滚等各种大动作,准爸爸或其他家人把手贴在孕妈妈的肚子上也能感觉到胎动。

怀孕第 7 个月

胎动情况：活动量大，动作激烈。
妈妈的感觉：很明显，还可以看到胎动。
位置：靠近胃部，向两侧扩大。

此时是羊水量最多的时期，但还有足够的空间让胎宝宝在羊水里自由移动，会做踢腿等动作。要是孕妈妈的皮肤薄，还可以看到胎动。

怀孕第 8 个月

胎动情况：活动量大，动作激烈。
妈妈的感觉：疼痛。
位置：靠近胸部。

这是最容易感觉到胎动的时期，胎动强到会让孕妈妈感觉到疼痛。胎宝宝开始头朝下，位置基本固定，脚偶尔会向上踢到孕妈妈的胸部下方，让孕妈妈感觉到胸痛。

怀孕第 9 个月

胎动情况：活动量大，动作激烈。
妈妈的感觉：明显。
位置：遍布整个腹部。

胎宝宝手脚的活动增多，力度也变强，已能区分活动的是手还是脚。有时胎宝宝的手或脚突然剧烈活动，会让睡着的孕妈妈醒来，肚皮可见明显凸出，孕妈妈会感觉像有锐利的东西从里向外刺。

怀孕第 10 个月

胎动情况：活动量小，动作不太激烈。
妈妈的感觉：明显。
位置：遍布整个腹部。

因为临近分娩，胎宝宝慢慢长大，几乎撑满整个子宫，所以宫内可供活动的空间越来越小，胎宝宝施展不开，而且胎头下降，胎动就会减少一些，没有以前那么频繁。胎动的位置也会随着胎儿位置的下降而改变。

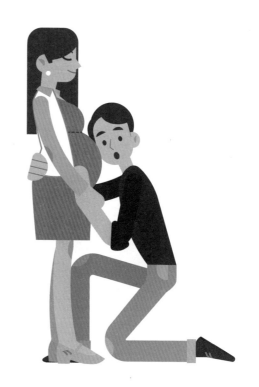

孕 25～28 周
在妈妈的关爱下
全力地生长

我开始有表情了，会时不时地皱皱眉头，眨眨眼睛，打个哈欠，嘬嘬嘴唇。我的作息很规律，细心的妈妈可以感觉到我是醒着还是睡着。如果早上爸爸叫我起床，妈妈摸摸腹部，我就会很活跃地伸伸胳膊腿儿，和爸爸妈妈交流。

第 25~28 周
能品尝到食物的味道了

周数	胎宝宝的发育	孕妈妈的变化
第 ㉕ 周	<li>身体比例开始变得协调，皮肤薄且有许多小细纹，几乎没有皮下脂肪，全身覆盖着一层细细的绒毛</li><li>开始进行各种与呼吸有关的练习</li><li>味蕾生长完毕，已经能品尝到食物的味道了</li>	<li>子宫平脐了，腰腿痛会因此而更加明显，可能会感到疲惫</li><li>腹部长出更多的皮肤和肌肉，还可能出现瘙痒症状</li>
第 ㉖ 周	<li>胎儿的体重快速增加，并能对外界的触摸做出反应了</li><li>开始做出呼吸的动作，脸部和身体逐渐向新生儿的模样靠近</li>	<li>常常会有腰部疼痛、腿部痉挛和头痛等症状</li><li>可能出现暂时性的思考能力降低或健忘等症状</li>
第 ㉗ 周	<li>视网膜继续发育，内耳的神经联结已经完成</li><li>胎宝宝还会做出眨眼的动作</li>	<li>胳膊、腿部和脚部有时会出现水肿</li><li>子宫变大，胸部会有疼痛的感觉</li><li>出现有规律的胎动了</li>
第 ㉘ 周	<li>脑细胞的数量有所增加，眉毛和睫毛生长得更加完整</li><li>头发变长，体重在不断增加着</li>	<li>子宫的体积已经扩大到肚脐上方三指处了</li><li>腹部的妊娠纹十分明显，乳房上的血管相当突出了</li>

本月注意事项

- 如脉搏突然发生变化或手掌出现红晕，需要注意是不是与甲状腺异常有关
- 营养品的服用一定要遵照医生的指示和建议进行

- 胸部不适和消化不良可能会给进食造成一定的困难

- 及时补充维生素A、维生素B族和维生素E。维生素A能促进宝宝的成长；维生素B族对神经发育和血液细胞的形成有积极作用；维生素E能参与胎宝宝体内的某些细胞代谢过程

- 手部、腿部、面部和脚腕都可能出现水肿
- 肋骨位置会感到疼痛，还会出现心口难受和消化不良等不适

饮食注意事项

- 多选择能增强肺功能并能帮助大脑发育的饮食
- 保持低盐饮食能缓解水肿的问题
- 孕妈妈的子宫已经占据了大半个腹部，胃部被挤压，饭量受到影响，常有吃一点就饱的感觉。但孕妈妈不应因此而减少营养摄入，应一日多餐，摄取均衡的营养，保证宝宝的发育需要

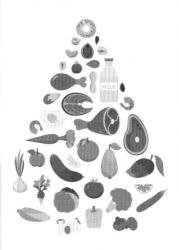

适宜做的运动

- 多到风景秀丽的公园或优美的环境中散步，保证充足的氧气吸入，为胎宝宝的大脑发育提供帮助

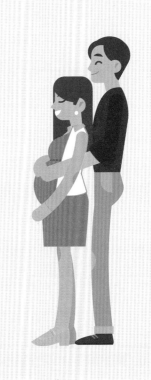

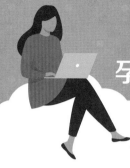

孕 25~28 周　周备忘录

1. 孕 7 月开始，各种产检项目逐渐增多，需要每月检查 1 次。产检项目包括以下内容：①做一次贫血检查（包括测量血压、尿蛋白）；②对于血型为 Rh 阴性的孕妈妈，若丈夫为阳性，应检查血液中有无抗体；③空腹时做血糖或 75 克葡萄糖耐量检查；④测量体重；⑤观察双腿有无水肿，静脉曲张的情况是否严重。

2. 在孕期一点水肿都没有的孕妈妈并不多见，不过有的水肿很难被发现。妊娠水肿主要是水钠潴留造成的，傍晚比较明显。孕妈妈并不应因此而减少喝水量，白天多喝水反而有助于排出体内多余的水分，减轻水钠潴留。

3. 不要长时间站立，以免加重水肿、静脉曲张或痔疮的症状。

4. 孕妈妈可以将手电筒放在肚皮上移动，宝宝会随着光源移动呢。宝宝追逐光源，能促进视觉和反应能力的提高。

5. 虽然孕妈妈肚子已经凸起来了，但也应该适当运动，以控制体重，减少脂肪堆积。每天散步 1 小时左右是对妈妈和宝宝非常有益且安全系数较高的运动方法。

完美准爸爸培训班

留意孕妈妈的行动安全

孕 7 月，孕妈妈的腹部向前凸出，看不到脚下，准爸爸要更加留意孕妈妈的行动安全。去做产检和进行产前培训的时候，准爸爸要全程陪护，给孕妈妈和胎宝宝足够的关爱，让孕妈妈更加安心、幸福地孕育胎宝宝。

多与妻子交流

孕妈妈活动越来越不方便，交际的机会也比较少了，这也许会让孕妈妈产生孤独感。准爸爸千万不要冷落了孕妈妈，要多陪伴孕妈妈，与她谈谈心，商量一下关于分娩的事情，比如选择哪种分娩方式，在哪家医院进行分娩等，这些都是萦绕在孕妈妈心中容易造成困扰的问题，两个人应该一起面对。

帮妻子按摩

腰背疼痛、腿脚抽筋是孕晚期经常出现的状况，准爸爸应在每晚睡前或闲暇时间帮妻子进行按摩，缓解孕妈妈的不适。

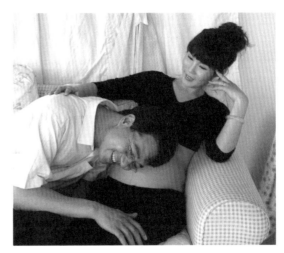

准爸爸要多陪伴孕妈妈，多交流、沟通，帮助孕妈妈放松心情，交流的方式有谈心、一起听胎动、做游戏等。

着手准备宝宝的寝具

进入孕 7 月，准爸爸就要着手改造家里的环境了。此时孕妈妈和胎宝宝都相对比较稳定，准爸爸有比较充足的时间和精力来为即将出生的宝宝准备寝具。

准备一个结实的婴儿床

可以先问一问身边养育过宝宝的同事或朋友，有没有比较结实耐用的婴儿床，如果可以借到一个，可是能省下不少钱呢。

如果要自己购买，建议准爸爸参考以下的选购原则。

1 选择结构坚固的小床。婴儿床大多为组装式的，准爸爸需要对组装好的小床进行检查，看看所有的螺丝是否都已经拧紧，摇晃或移动时是否有松动的地方。一定要选择结实稳固的小床。

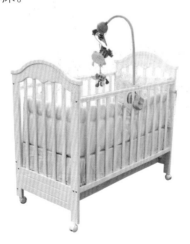

2 查看床板是否足够坚固。购买婴儿床时，准爸爸可以用手或者身体的力量测试一下床板是否能够承受足够的重量，以免买到劣质品。

3 护栏要足够安全。要选择可以调整护栏高度的婴儿床，高度至少要达到 65 厘米，间距不可超过 6 厘米。要操作一下活动护栏，看看是否顺畅，以及整体结构是否牢固。

4 不要有尖锐的棱角。婴儿床不要有尖锐的棱角、棱线，要选择圆角、弧线设计的产品，不要有尖锐的金属配件。接缝处要紧密，以免宝宝的小手指、衣服被夹住。

宝宝的床上用品也很重要

为宝宝选购恰当的床上用品，关系着宝宝的健康，准爸爸千万不能掉以轻心。

床垫软硬适中： 适宜的床垫标准为边缘经得住脚踩，不易变形。床垫应平整且硬实，过硬或过软的床垫会造成宝宝脊柱、骨骼变形。过软的床垫还会在宝宝翻身、俯卧时堵住鼻子和嘴。

购买稍大一点的床单： 稍大一点的床单便于反折压到床垫下，使床面保持平整。

选择薄厚适中的被子： 被子以不超过床面的 2/3 为宜，以柔软、透气性佳的新棉被为佳。羽绒被不适合婴儿使用。

孕妈妈日常保健指南

孕妈妈在办公室防水肿的妙招

⋑ 垫高脚部

准备一个小凳子或小木箱放在办公桌下，每天上班时将双脚放在上面垫高，能帮助腿部的血液回流，减少小腿发生水肿的可能。

⋑ 抖抖腿

工作时，可以踮起双脚，然后上下或左右抖动双腿，这样能加速体液循环。

⋑ 按摩双腿

工作1小时后，孕妈妈的小腿若有出现水肿的迹象，就停下来休息一下，按摩一下双腿。

用两只手捏住小腿肚上的肌肉，一边捏一边从中间开始上下按摩，不断改变按捏的位置，重复做5次。

两手一上一下握住小腿，像拧抹布一样向两侧拧小腿肚上的肌肉，从脚踝开始往膝盖处拧，重复做5次。

两手握住小腿，拇指按住小腿前面的腿骨，从上往下按摩，重复3次。

两手捂住大腿，拇指放在膝盖上面，手掌按压大腿，重复5次。

⋑ 站起来走动

孕妈妈可以利用工作的间隙站起来活动一下，放松腿部的同时也能让僵直的背部得到伸展。可以多去几次卫生间或多打几次水，借这个机会活动一下双脚。如果环境受限的话，可以在座位旁边做一会儿原地踏步的动作，这也是不错的放松方法。

⋑ 用身边的物品捶捶腿

可以用卷起来的杂志、手纸卷或拳头来捶捶双腿，让腿部血液随着肌肉的颤动流动起来，加快循环，减少体液停聚，这样也能有效减轻水肿。

孕期贫血的九大危害

1 贫血的准妈妈，妊娠期高血压疾病的发病率明显高于不贫血的准妈妈。

2 容易影响胎宝宝的生长发育，比如宫内生长受限等，使足月出生的宝宝体重不足2.5千克，造成先天不足，后天体弱多病，容易发生呼吸道和消化道感染，并在成年后成为代谢性疾病的高危人群。

3 贫血的孕妈妈在分娩时，胎宝宝常常不能耐受子宫阵阵收缩造成的缺氧状态，容易在宫内发生窒息。

4 孕妈妈常因贫血而出现宫缩乏力、产程延长、产后出血多等状况。

5 在产褥期抵抗力比不贫血的产妇低，容易并发会阴、腹部切口感染或不愈合。

6 产后子宫复旧慢，恶露常常持续不净，子宫容易出现细菌感染，引起子宫内膜炎。

7 容易引发产后感冒及尿路感染等常见病。

8 严重贫血的准妈妈早产的发生率明显高于不贫血的孕妇。

9 由于分娩劳累及产后各种并发症，奶水分泌大多比不贫血的产妇少，奶量不足会给小婴儿的哺喂造成很大困难。

贫血的症状

大部分贫血的孕妇没有特殊症状，除非病情进展迅速，这就体现了孕期必须做血常规检查的重要性。

◗ 贫血早期表现

①常常无端感觉乏力；②容易疲劳；③容易出现眩晕；④面色苍白；⑤指甲薄脆。

◗ 贫血进展期症状

①呼吸困难；②心悸；③胸痛；④食欲差。

如何判断孕妈妈是否贫血

准确判断贫血的方法就是血常规检查，未怀孕时血红蛋白最低值为每升120克，怀孕后为每升110克。若怀孕时血红蛋白为每升100～109克则归为轻度贫血，低于每升70克即为严重贫血。

四招纠正孕妈妈孕期贫血

1 在医生的指导下服用铁剂。对某些孕妈妈来说，孕期单单从饮食中摄取铁有时不能满足身体的需要，患有严重缺铁性贫血的孕妇可在医生的指导下选择服用容易被胃肠接受和吸收的铁剂。

2 多吃含铁量丰富的食物。鸡肝、猪肝等动物肝脏富含矿物质，一周可吃两次。鸭血汤、蛋黄、瘦肉、豆类、菠菜、苋菜、番茄、红枣等食物含铁量都较高，可经常吃。

3 食物要多样。可经常摄取牛奶、胡萝卜、蛋黄，这些食物可以补充维生素A。多吃含维生素C丰富的果蔬，有助于铁的吸收。

4 妊娠中后期多吃高蛋白食物。妊娠中后期胎儿发育增快，只要孕妇每周体重增加不超过 0.5 千克，就要多吃高蛋白食物，比如牛奶、鱼类、蛋类、瘦肉、豆类等，这些食物对贫血的治疗有良好效果，但要注意荤素结合，以免过食油腻伤及脾胃。

了解妊娠期高血压疾病

妊娠期高血压疾病是一种妊娠期特有的疾病，发病时间一般是在妊娠 20 周以后，尤其在妊娠 32 周以后最为多见。发病时血压升高，伴有水肿，验尿时会发现尿中蛋白质含量过高，严重时可导致孕妈妈抽搐、昏迷、心肾衰竭，甚至会导致更加严重的后果。所以，孕妈妈要做好日常保健，并按时做孕期检查。

病因

- 年轻初产妇或高龄产妇。
- 形体矮小肥胖。
- 营养不良，特别是伴有严重贫血。
- 患有原发性高血压、慢性肾炎、糖尿病合并妊娠者，该病发病率较高，病情也比较复杂。
- 双胎、羊水过多及葡萄胎的孕妈妈发病率较高。
- 在冬季与初春天气寒冷和气压低的条件下，易于发病。

- 有家族史，比如孕妈妈的妈妈有妊娠期高血压疾病史，则孕妈妈发病的可能性较高。

临床表现

1 轻度。主要表现为血压轻度升高，可能伴有轻度水肿和微量尿蛋白。此阶段可持续数日至数周，可逐渐发展或迅速恶化。

水肿：这是本病最早出现的症状。开始时仅表现为体重增加（隐性水肿），以后逐渐发展为显性水肿。水肿多从踝部开始，逐渐向上发展，按水肿程度分为四级，以"+"表示。

（＋）小腿以下凹陷性水肿，经休息后不消退。

（＋＋）水肿延至大腿。

（＋＋＋）水肿延至外阴或腹部。

（＋＋＋＋）全身水肿，甚或有胸、腹水。

血压升高：妊娠 20 周前血压不高，妊娠 20 周后血压升高达 140/90 毫米汞柱及以上。

蛋白尿：出现于血压升高之后。

2 中度。血压进一步升高，但不超过 160/110 毫米汞柱，尿蛋白增加，伴有水肿，可有头晕等轻度自觉症状。

3 重度。包括先兆子痫及子痫。血压超过 160/110 毫米汞柱，尿蛋白阳性，水肿程度不等，出现头痛、眼花等自觉症状，严重者抽搐、昏迷。

先兆子痫： 除以上主要症状外，若出现头晕、头痛、视觉障碍、上腹不适、胸闷及恶心呕吐等，则表示颅内病变进一步发展。此时血压多在 160/110 毫米汞柱以上，水肿更重，尿少，尿蛋白增多，随时可能发生抽搐，应积极治疗，防止发生子痫。

子痫： 在上述各严重症状的基础上，抽搐发作，或伴有昏迷。少数患者病情进展迅速，子痫前期症状可能并不显著，却骤然发生抽搐，发生时间多在孕晚期及临产前，少数在产时，更少的还可在产后 24～72 小时发生。

如何预防妊娠期高血压疾病

1 产前检查，做好孕期保健工作。妊娠早期应每日测量 1 次血压，作为孕期的基础血压，以后定期检查，尤其是在妊娠 36 周以后，应每周观察血压及体重的变化、有无蛋白尿及头晕等自觉症状。

2 加强孕期营养及休息。加强妊娠中、晚期营养，尤其是蛋白质、多种维生素、铁的补充，保证每天摄取蔬菜 400～500 克，水果 200～300 克。多种蔬菜和水果搭配食用可增加纤维素的摄入，降低血脂，还可补充多种维生素和矿物质，这对预防妊娠期高血压疾病有一定作用。酱油也不能使用过多，6 毫升酱油中所含的盐分与 1 克盐相当。

3 少摄入动物脂肪。孕妈妈宜使用植物油，每天烹饪用油大约 25 克。

4 尽量少吃或不吃热量高的食物。孕妈妈宜少吃糖果、点心、甜饮料、油炸食品及高脂食品。

5 限制食盐摄入量。建议孕妈妈每天食盐的摄入量不超过 5 克，有助于预防妊娠期高血压疾病。

了解妊娠期糖尿病

怀孕期间，孕妈妈体内不能够产生足够水平的胰岛素而使血糖升高的现象，即为妊娠期糖尿病。妊娠期糖尿病多发生在孕期第 24～28 周。

◗ 妊娠期糖尿病的表现

妊娠期糖尿病的主要症状为"三多一少"，即多食、多饮、多尿，体重不增，或与孕期应该增加的体重严重不符，还可表现为特别容易疲乏，总是感觉劳累，也有的以真菌性阴道炎为先期症状。

◗ 引发妊娠期糖尿病的原因

激素： 怀孕后，为了保证胎宝宝的生长发育，胎盘会产生大量对胎宝宝健康成长非常重要的激素，但这些激素却有抵抗胰岛素的作用，这样一来孕妈妈体内的胰岛素就不能正常发挥作用了，血液中的葡萄糖含量就会增高，导致妊娠期糖尿病。

肥胖：孕期体重严重超重者，有35%～50%的可能患糖尿病。

遗传因素：家族中如有人患糖尿病，孕妈妈患糖尿病的概率比普通孕妈妈高。

妊娠期糖尿病造成的影响

❥ 对于准妈妈来说

1 由于糖尿病导致羊水过多，容易出现胎膜早破、早产的情况。

2 血糖水平过高、体重增加过多，容易孕育出4千克以上的巨大儿，胎儿太大，就容易造成难产。

3 妊娠期糖尿病如果不及时控制，会导致产后子宫收缩不良，造成产后大出血。

4 妊娠结束后患糖尿病的风险增加。

❥ 对于胎宝宝来说

1 容易出现发育异常、宫内发育受限，出现先天畸形的概率比一般的胎宝宝高2～3倍，多为神经系统、心血管系统和消化系统的畸形。

2 有40%的胎宝宝体重超过4千克，当自然分娩无法进行的时候，只能采取剖宫产。

3 母体血糖过高会促使胎宝宝分泌大量胰岛素，但分娩后母体的血糖不再影响宝宝，可宝宝仍然习惯性地分泌大量胰岛素，容易导致新生儿低血糖。

4 肺部发育受到影响，胎儿肺泡表面活性物质不足，容易导致新生儿呼吸窘迫综合征。

患上妊娠期糖尿病怎么办

患上妊娠期糖尿病的孕妈妈，尽管有一部分人分娩后还存在糖耐量异常的现象（但是没有达到糖尿病的标准），但大部分产妇随着分娩的完成，胎盘娩出，血糖也会恢复正常。

不过需要注意的是，妊娠期患上糖尿病的女性，成为隐性糖尿病患者的可能性极大，因此重视妊娠期血糖监测，控制产后体重的增长，对降低糖尿病的发病率有着重要的意义。

只要配合医生的治疗，并按照下面的建议积极进行生活调理，绝大多数孕妈妈都能给自己和宝宝一个健康、安全的未来。

1 饮食均衡，营养全面，控制热量和糖的摄入，少食多餐，增加膳食纤维摄入量。

2 进行适当的户外运动。

3 配合医生，按照要求进行必要的药物控制，做好血糖的自我监测。

4 保持心情舒畅，认真对待病情，避免无谓的担忧。

孕妈妈营养饮食

孕 25~28 周营养指南

　　25~28 周的胎宝宝生长速度依然较快，孕妈妈要多为腹中的宝宝补充营养。在保证营养供应的前提下，坚持低盐、低糖、低脂饮食，避免患上妊娠期糖尿病、妊娠期高血压疾病，出现下肢水肿等不适症状。

　　多摄取膳食纤维、维生素及矿物质，进食足量的蔬菜水果。

　　少吃或不吃难消化、易胀气的食物，如油炸的糯米糕等。

　　如孕妈妈水肿症状较为严重，可以吃一些有助于消肿的食物，如冬瓜、胡萝卜等。

孕 25~28 周重点营养素

1　维生素 A。维生素 A 能促进胎宝宝生长，有利于皮肤黏膜的健康，有利于保护视力，还能增强孕妈妈的抗病能力。富含维生素 A 的食物有蛋黄、黄油、动物肝脏、胡萝卜、西红柿、南瓜、菠菜等。

2　维生素 B_1。维生素 B_1 能促进糖代谢，增进食欲，有助于消化吸收，对孕妈妈的代谢活动和胎宝宝的生长发育都有重要意义。富含维生素 B_1 的食物有谷类的胚芽、豆类等，如荞麦面、花生等。

3　维生素 B_2。维生素 B_2 能够支持身体的生长、组织的修复和细胞的再生，对食物的顺利消化、神经系统的健康、铁的吸收有重要的作用，还能够与维生素 A 共同作用，维持正常视觉功能。富含维生素 B_2 的食物有牛奶、奶酪、豆豉、蛋类、青菜等。

4　维生素 B_{12}。维生素 B_{12} 具有促进红细胞形成、预防贫血、维护神经系统健康、消除疲劳、消除不良情绪、增进食欲等作用。一般情况下，只有动物类食物中含有维生素 B_{12}，比如畜肉类、动物内脏、鱼、蛋类、贝壳类等，乳制品中也含有少量维生素 B_{12}。我国传统的发酵豆制品，比如豆腐乳、豆豉、黄酱、酱油等，由于微生物的生长，也含有少量维生素 B_{12}。

5　维生素 C。维生素 C 能抗氧化，增强身体抵抗力，可防治普通感冒；还能促进伤口愈合，加速产后恢复；降低血液中的胆固醇含量，降低脑血栓形成的发病率；有助于铁的吸收，对预防孕妈妈缺铁性贫血有益。维生素 C 的主要来源是新鲜蔬菜和水果。水果中，酸枣、柑橘、草莓、猕猴桃等的维生素 C 含量较高；蔬菜中以西红柿、菠菜、韭菜、豆芽及红黄椒中的含量为多。孕妈妈除了要多吃富含维生素的新鲜果蔬以外，还要注意合理烹调，快炒和少加水，以减少维生素 C 的流失。只要正常吃这些食物，一般不会缺乏维生素 C。

6 维生素 D。具有抗佝偻病的功效，能与钙和磷共同作用，健全全身的骨骼和牙齿，有效预防骨质疏松的发生，还能维持血液中柠檬酸盐的正常水平，避免氨基酸的损失。富含维生素 D 的食物主要有蘑菇、白萝卜干、干鱼、胡萝卜、芒果、菠菜、西红柿、坚果、鱼肝油、乳酪等。

7 维生素 E。能维持生殖器官的正常功能，促进卵泡的成熟，增强黄体酮的作用，对于治疗不孕症及先兆流产有很大的功效。富含维生素 E 的食物主要有莴笋、油菜、菜花等。

8 维生素 K。人体对维生素 K 的需求量非常少，但它却是维护正常凝血功能的重要物质。富含维生素 K 的食物主要是绿叶蔬菜，其次是奶及肉类。

9 铁。为了预防缺铁性贫血，孕妈妈要注意多吃瘦肉、动物肝脏、动物血、蛋类等富含铁的食物。豆制品含铁量较多，肠道的吸收率也较高，要注意摄取。主食中面食比大米含铁量高，肠道吸收也比大米好，缺铁的孕妈妈可以相对多吃些面食。水果和蔬菜不仅能够补铁，所含的维生素 C 还可以促进铁在肠道内的吸收，因此孕妈妈最好多吃一些水果和蔬菜。

注意锌和铜的补充

锌作为人体不可缺少的营养素，参与生理代谢活动。怀孕后，孕妈妈对锌的需求量增加，这是因为除了胎宝宝的生长发育需要锌以外，孕妈妈也需要锌以帮助顺利分娩。一旦缺锌，子宫就会收缩乏力，造成胎儿无法通过产道，无法顺利自然分娩。因此，在整个妊娠期间，孕妈妈都应多吃一些含锌丰富的食物，如牛肉、芝麻、豆类等。

铜也是人体不可缺少的微量元素之一。胎膜由羊膜和平滑绒毛膜组成，羊膜中有胶原纤维和弹性纤维，它们决定了羊膜的弹性、脆性和厚薄。医学研究发现，胎膜早破产妇的血清铜值低于正常胎膜破裂的产妇，这说明胎膜早破可能与血清铜缺乏有关。因此，孕妈妈要补充足量的铜，避免发生胎膜早破，减少新生宝宝感染的机会。含铜丰富的食物有豆类、海产品和动物内脏等，孕妈妈可以适量吃一些。

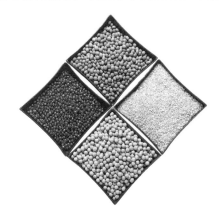

孕 7 月推荐食谱

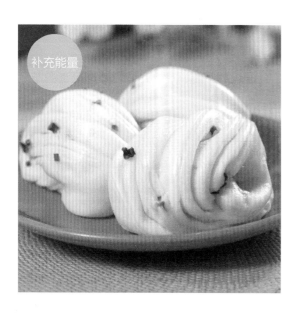

补充能量

葱油花卷

材料 自发粉 500 克。

调料 大葱段、盐、洋葱片、植物油各适量。

做法

1. 锅内倒油烧热，加大葱段和洋葱片炸香，捞出，待油凉透，制成葱油。在自发粉中加水和匀，揉成面团。将面团搓成长条，再擀成 0.2 厘米厚的长方片，刷上葱油，撒适量盐，由外向里卷成长条，用刀切成 7 厘米长的卷块。

2. 取筷子在中间压一道，将筷子压过的一面朝上向里卷起，制成花卷生坯。

3. 将生坯放置 15 分钟，盖上锅盖，饧到面团蓬松，再放入蒸锅开大火蒸熟即可。

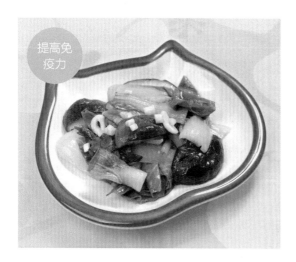

提高免疫力

香菇小油菜

材料 小油菜 100 克，鲜香菇 3 朵。

调料 蒜末、盐、植物油、香油各适量。

做法

1. 小油菜洗净，切段。鲜香菇洗净，切块备用。

2. 锅内倒油烧热，爆香蒜末，放入香菇块、小油菜及盐、香油炒熟即可。

什锦芹菜

材料 芹菜 200 克，胡萝卜 100 克，鲜香菇、
冬笋各 50 克。

调料 姜末、盐、香油各适量。

做法

① 将芹菜择洗干净，切斜段。鲜香菇去柄，洗
净，切丝。冬笋去壳，削去老硬部分，洗
净，切丝。胡萝卜洗净，切丝。

② 将芹菜段、胡萝卜丝、香菇丝、冬笋丝分别
放入沸水中焯透，捞出沥干。

③ 将芹菜段、胡萝卜丝、香菇丝、冬笋丝放入
盘中，撒上姜末、盐，淋入香油，拌匀即可。

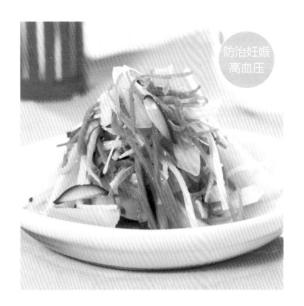

防治妊娠
高血压

番茄烧豆腐

材料 豆腐 400 克，番茄 200 克。

调料 葱花 5 克，生抽 2 克，盐 1 克，植物油
适量。

做法

① 番茄洗净，去蒂，切块。豆腐洗净，切块。

② 炒锅置火上，倒油烧热，放入豆腐块略炒，
倒入番茄块，调入生抽略炒，盖锅盖焖煮
5 分钟，加盐、葱花炒匀即可。

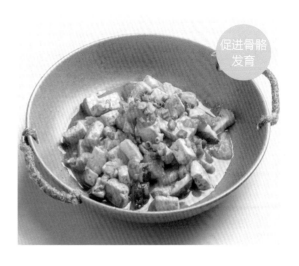

促进骨骼
发育

孕妈妈做运动

放松运动

⊋ 抬头呼吸

　　两脚分开，与肩同宽，将双臂缓缓地举向上方并用鼻子吸气（见图1），与此同时抬起自己的脚后跟。

　　功效：提高孕妈妈保持身体平衡的能力并增加氧气的吸入量。

⊋ 拉伸肩部

　　第一步：两腿稍分开，屈膝，跪坐（见图2），上半身前倾并让两手接触地面。

　　第二步：尽可能地向前伸出双手，彻底地舒展自己的肩部（见图3）。

　　功效：增强肩膀的柔韧性，并让整个身体松弛下来。

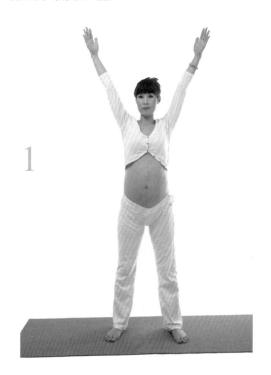

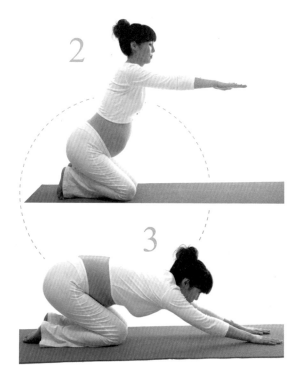

◦ 舒展背部

第一步：双臂上举，吸气，再从口中慢慢吐出，同时上半身向前探。

第二步：注意保持背部挺直，头稍稍上抬，两眼凝视前方（见图4）。再次吸气，上半身慢慢恢复原位（见图5）。

功效：强化肌肉，并使孕妈妈的呼吸变得更顺畅。

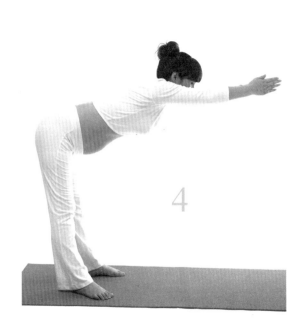
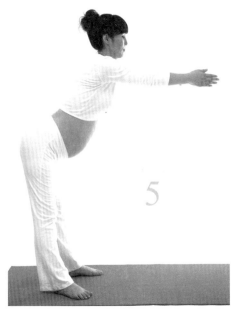

◦ 转动身躯

第一步：将右腿完全伸直，左腿抬起后跨过右腿踩在地面上，此时开始扭动上半身并向左后方看。

第二步：用右手揽住膝盖，左胳膊撑在地面上。上半身保持直立，在保持有规律的呼吸的同时做上述动作。然后换另一侧重复做上述动作。

功效：有利于缓解背部肌肉紧张。

胎教课堂：卡片胎教

5 个月以上的胎宝宝已具有学习的可能，而胎宝宝的记忆能力从 6 个月时开始提升，在怀孕第 8 个月时逐渐稳定下来，这段时期利用图形卡片对胎宝宝进行文字教育往往可以取得最佳的效果。

制作卡片的方法

文字卡片

- 准备好一叠长 15 厘米、宽 14 厘米左右的白色卡纸。
- 在图纸中央用鲜艳的颜色写上很大的字。
- 按一定的标准将所有的卡片分类存放和使用。

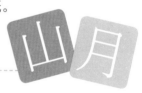

数字卡片

- 准备一叠长 15 厘米、宽 14 厘米左右的白色卡纸。
- 把卡片分成两套，分别在上面写下阿拉伯数字 1~ 10，用 10 种不同的颜色给每个数字着色，两套卡片中同一个数字的颜色要保持一致。
- 再在一些图纸上写下 "+" " – " "=" 等符号，涂上不同的颜色。

单词卡片

- 准备一叠长 15 厘米、宽 14 厘米左右的白色卡纸。
- 在卡片中央写上发音相似的单词。
- 在单词下方画上插图，说明单词的含义。

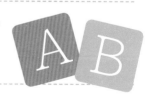

教胎宝宝学数字

取出写有数字的卡片并仔细观察每一个卡片的形状和色彩，直到脑海中的印象变得十分鲜明为止，接着对这些数字的外观和它们的作用一一加以说明。例如，在看到"1"这个数字时，可以把它描述为"把铅笔竖起来的模样"或"跟黄瓜差不多"，然后拿起身边的某一样物体，说出类似于"一本书""一个苹果"这样的短语。一定要在观察对象的同时用清晰的声音把"1"这个数字读出来。

此外，还可以提出"1个苹果和1个苹果加起来，一共是几个苹果"这样的问题，认真地体会与胎宝宝一起思考的感觉，然后再说出"两个"的答案。计算完之后，别忘了称赞宝宝"真聪明"。

教胎宝宝认字

现在孕妈妈可以每天教胎宝宝认3个简单的汉字，看着卡片上的汉字读出来，并用手指写一写，再组几个词，然后最好能把与每个词相关的画面也一起描绘出来。

孕 25 ~ 28 周胎教要点

1 意念胎教。胎宝宝和孕妈妈是心灵相通的，胎宝宝的心智和情商方面的发展有赖于孕妈妈的文化素质和道德情操。孕妈妈美好、纯洁、丰富的想象通过意念传达给胎宝宝后，会对胎宝宝产生很大益处。

2 图形卡片胎教。孕妈妈可以教胎宝宝认识各种图形，比如教胎宝宝认识正方形时，先告诉胎宝宝这个是正方形，然后再找出身边正方形的实物来进行讲解。孕妈妈可以利用积木这样的教具，把积木和日常生活用品联系在一起，穿插着讲给胎宝宝听。

3 语言和音乐胎教。孕妈妈和准爸爸从孕7月起要格外注意自己的言行，胎宝宝已经能记住周围发生的所有事情，音乐和语言方面的记忆能力最为突出，所以一定要抓住这个机会，对胎宝宝的音乐和语言潜能好好地进行开发。

4 光照胎教。国外的科学家通过试验得出，当用光照射孕妈妈腹部时，胎宝宝会做出蠕动反应。大部分胎宝宝在6~7个月的时候会有这种反应，这验证了胎宝宝可以感觉到母体外的光线这一事实。所以，从本月开始可以对胎宝宝施行光照胎教，但是要避免强光对胎宝宝产生刺激。

5 情绪胎教。孕中晚期，孕妈妈精神状态的突然变化，比如惊恐、忧伤或其他原因引起的精神过度紧张，能使大脑皮层与内脏之间的平衡关系失调，引起循环紊乱，对胎宝宝造成严重危害，所以孕妈妈要学会稳定好自己的情绪，可以试着通过一些方法来改善焦躁的精神状态。

本月聚焦：
防治妊娠纹的方法

到了妊娠的 25~28 周，因孕妈妈体重的增加，在腹部、大腿、臀部容易出现妊娠纹。妊娠纹不易治疗，产后也不会消失。它的出现与否和多少是因人而异的，有些人天生皮肤质地佳，有可能妊娠纹就不怎么明显。孕妈妈不妨尝试通过下面的方法来防治妊娠纹。

他不适症状。

6 最好从孕中期开始坚持按摩，预防妊娠纹的出现。

7 坚持每天洗澡后涂妊娠膏。到了孕后期肚子越来越大时，孕妈妈会感到腹部紧绷，适量地涂上妊娠膏，可舒缓紧绷的感觉。

防治妊娠纹的原则

1 最好多喝水，保证皮肤不干燥。

2 白天和晚上都抹预防妊娠纹的乳霜或美容油，晚上抹的要比早上的油分多才更有效。

3 避免摄取甜食和油炸食品，应均衡摄取营养，以改善肤质，增强皮肤弹性。

4 怀孕时，每月体重增加不宜超过 2 千克。整个孕期体重的增加应控制在 12 千克左右。

5 慎用保健品。已经形成的妊娠纹是没有可以完全消除的方法的，所以建议孕妈妈不要轻易相信市面上的一些保健品。可以请医生帮忙，否则如果误用激素类药物，还会造成其

小贴士

○ 在涂妊娠膏时，注意按摩的力度，不要太用力，宜轻轻顺着一个方向按摩，如果太用力地按摩，有可能会导致早产。

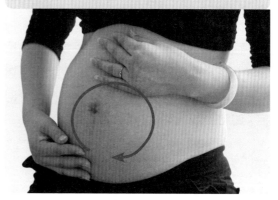

晚上睡觉前记得抹点预防妊娠纹生成的乳霜，这样能缓解皮肤紧绷的感觉。

孕 29 ~ 32 周
我捕捉到了清晨的一缕阳光

　　我的眼睛可以完全睁开了，我发现了一个奇妙的东西，那就是光线。感受到光线的时候，我会转动我的小脑袋去追踪光源，或者用我软软的小手去摸一摸。

第 29~32 周
宝宝能追踪光源了

周数	胎宝宝的发育	孕妈妈的变化
第 ㉙ 周	• 不断形成皮下脂肪 • 视觉发育得很好了，用光线对着照射时，胎宝宝的脖子会随着光线的方向转动	• 身上容易长出黑痣或雀斑，还会由于油脂和水分的不均衡导致皮肤上出现角质 • 保证充足睡眠，缓解压力，能预防黑痣和雀斑等皮肤问题的出现
第 ㉚ 周	• 已经能清楚地分辨胎儿的性别，女宝宝的阴蒂开始变大，并长出了阴唇模样的组织	• 变大的子宫达脐上三指多，可能会造成餐后的不适感 • 容易发生便秘、消化不良和小腿痉挛
第 ㉛ 周	• 胎宝宝的肺部和消化器官都已经形成 • 照射孕妇的腹部表面时，可以观察到胎宝宝做出的反应，眉毛和睫毛已经生长完整	• 血液和其他体液量增加，腿部容易发生水肿 • 当骨盆的血管被子宫压迫时，有可能导致下肢的血液循环受阻
第 ㉜ 周	• 头部、臂部和腿部开始长成正常比例，开始有排尿行为 • 活动空间相对减少	• 腹部的深色条纹可能变得更加明显，肚脐有可能变得平整，也有可能会明显凸出 • 脊柱和骨盆的关节变化，容易导致孕妈妈出现腰部疼痛

本月注意事项	饮食注意事项	运动注意事项

○ 即使只感觉到轻微的阵痛，也要立刻采用侧卧姿势并保持镇定，如出现多次阵痛，要去医院接受检查

○ 选择能强化大肠功能的饮食，如梅子、牡蛎等
○ 增加新鲜蔬菜和鱼类的摄取量。适当多饮芹菜汁能缓解妊娠期高血压疾病的症状

○ 避免进行可能会压迫静脉并导致血液循环障碍的运动
○ 垫高背部容易诱发恶心和眩晕等症状，因此一定要注意避免这样的姿势

○ 洗浴时，水温不要过高，还要特别小心脚底打滑
○ 高龄孕妈妈更容易患上妊娠病，要多加留意

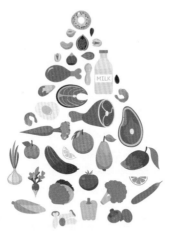

○ 乳房体积变大，即使受到很小的刺激也会出现明显阵痛，尽量不要用力搓按
○ 在感到困倦时，可以采用侧卧姿势尽快消除疲劳感

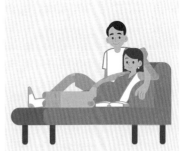

○ 从现在开始，每2周做一次定期检查
○ 坚持按摩乳房
○ 适当散步能减轻水肿

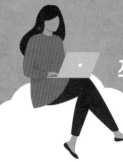

孕 29~32 周　周备忘录

1. 每月 1 次的定期检查要增加到 2 周一次。

小便（尿蛋白）检查：孕 8 月是容易出现妊娠期高血压疾病的时期，所以要通过验尿来检查尿蛋白。如果监测过程中蛋白尿出现 2 次以上，还伴有水肿和高血压，就说明很可能患有妊娠期高血压疾病。注意留尿时应使用灭菌容器。

超声波检查：确认胎宝宝的大小、位置是否适合自然分娩，需要了解胎宝宝的位置和羊水的量，还要确认胎宝宝的心脏跳动是否正常。本月是进行第二次系统排查胎儿畸形的时间。

自测血压。

2. 孕妈妈要提前练习分娩呼吸法、按摩法及用力方法，有助于顺利地分娩。

3. 孕妈妈此时需要关心胎宝宝的胎位了。胎宝宝一般都会自行转换胎位，如果胎位不正而需要纠正的话，一定要在医生的指导下进行。

4. 应该开始认真计数胎动。如果孕妈妈感到胎动在减少，就喝一大杯果汁。如果这样仍不能使胎宝宝活跃，或者宝宝更安静了，就要尽快到医院检查。

5. 乳房开始分泌乳汁，为母乳喂养做必要的准备，所以现在孕妈妈需要准备哺乳垫和哺乳胸罩了，它们会帮你解决产后哺乳时的很多麻烦。

完美准爸爸培训班

为爱妻出行做好安全保障工作

孕8月，很多孕妈妈仍需要上班、购物、探亲访友，身为准爸爸，需要为爱妻的出行做足安全保障工作。

◎ 乘坐公交车需要陪护

孕妈妈乘坐公交车方便省力，但准爸爸需要提醒孕妈妈，乘公交车上班要比平日提前10~20分钟起床，留出充足的时间，以免时间紧迫，慌张焦急，甚至追赶即将发动的汽车，这样都会造成危险。另外，孕妈妈最好避开上、下班高峰期，因为此时乘车会非常拥挤，一旦不小心出现磕碰或摔倒，都可能造成早产。特别是在孕晚期，孕妈妈行动不十分敏捷，上车后应该向乘务员或其他乘客求助，找一个座位，避免急刹车影响身体平衡而导致摔倒。准爸爸最好能够陪护，搀扶孕妈妈上车，为她找一个座位。一旦出现见红、破水的现象，应立即送去医院就诊。

◎ 坚持开车送孕妈妈上班

现在生活水平提高了，越来越多的私家车走进寻常家庭，如果准爸爸能每天坚持开车送孕妈妈上班，那么孕妈妈的安全就又多了一层保障。开车前注意提醒孕妈妈系好安全带，避免紧急刹车时碰到腹部或产生剧烈摇晃。

时常为孕妈妈做按摩

孕妈妈在这一阶段会出现多种身体不适，准爸爸为妻子做按摩，对缓解孕妈妈的身体不适大有帮助，而且还会增进夫妻感情，让孕妈妈心情更加放松。

在细节处关怀与体贴妻子

对待妻子要宽容，理解妻子的抱怨和牢骚。

保证妻子的睡眠与休息时间，鼓励她做适量的运动。

节制性生活，孕后期应禁行房事。

转移妻子的焦虑和不安，与她一起做一些有意思的事情，比如和她一起为宝宝取名字，跟胎宝宝聊聊天。

每晚睡觉前多与妻子说说话，分享白天开心的事情。

如果妻子心烦不想记孕期日记了，准爸爸可以代劳啊。

孕妈妈日常保健指南

孕期常见生活保健误区

▶ 正常的腹痛情况

随着胎宝宝长大，孕妈妈的子宫也在逐渐增大，增大的子宫会刺激肋骨下缘，引起孕妈妈肋骨钝痛。一般来讲这是一种生理性疼痛，不需要特殊治疗，采用左侧卧位有利于缓解疼痛。到了孕晚期，孕妈妈会出现下腹阵痛，多在夜间休息时发生而天亮后消失，即假阵缩。

▶ 紧急的腹痛状况

一般患有高血压或子宫肌瘤、有吸烟史、多胎妊娠的孕妈妈容易在孕晚期发生胎盘早剥。胎盘剥离产生的疼痛通常是剧烈的撕裂痛，多伴有阴道出血，所以在孕晚期，患有高血压的孕妈妈出现腹痛或腹部受了外伤时应及时到医院就诊，以防出现意外。

如果孕妈妈感到下腹有规律的收缩痛，要警惕早产，应及时到医院就诊，切不可拖延时间。

▶ 区别临产宫缩和无痛性宫缩的方法

无痛性宫缩的宫缩频率不一致，持续时间不恒定，间歇时间长且不规律，宫缩强度不会逐渐增加，不伴有腹部下坠感和腰部酸痛。临产宫缩有节律性，每次宫缩都是由弱至强，维持一段时间，一般是 30~40 秒，然后进入间歇期，间歇期为 5~6 分钟，且间歇期逐渐缩短，每次宫缩持续时间逐渐加长，并伴有腰酸、腰痛及腹部下坠感。

孕妈妈妊娠晚期不宜再远行

到了孕晚期，孕妈妈的生理变化很大，对环境的适应能力也下降了，长时间的车船颠簸会使得孕妈妈感到疲惫，还会影响睡眠质量，引起不良情绪，从而使身心疲惫。车里的汽油味还会令孕妈妈恶心、呕吐，影响孕妈妈的食欲。公共交通工具上的空气比较差，致病菌也布散各处，容易使孕妈妈感染疾病。因此，到了妊娠晚期，孕妈妈应在家中安心待产，不宜再远行了。

如果孕妈妈想要出去散散心，可以在周末时让准爸爸开车一起到附近的公园或郊外空气新鲜、环境优美的地方玩一玩，但需随身携带一些防寒保暖的衣物，并牢记医院的电话号码。

提前练习拉梅兹呼吸法

拉梅兹呼吸法也被称为心理预防式的分娩准备法，这种分娩呼吸方法能够对神经、肌肉进行调控，通过对呼吸技巧的训练学习，能够减轻分娩时的疼痛，加速产程进展，有助于顺利轻松地分娩。在怀孕的后3个月，孕妈妈就可以进行练习了。

练习前要做的准备工作

室内可以播放一首旋律优美的胎教音乐。孕妈妈在客厅地毯上或床上盘腿而坐，在音乐声中，首先将自己的身体完全放松，眼睛注视一处。可以邀请准爸爸陪伴，帮助自己进行计时，还能给自己带来鼓励。

拉梅兹呼吸法的5个步骤

产程阶段	名称	操作方法
分娩开始时	胸部呼吸	孕妈妈在感觉到子宫收缩时，用鼻子深深吸一口气，然后用嘴吐气，反复进行，直到阵痛停止再恢复自然呼吸
子宫收缩每2~4分钟一次时	嘻嘻轻浅呼吸	用嘴吸入一小口空气，保持轻浅呼吸，让吸入和吐出的气量相等。注意要完全用嘴呼吸，保持呼吸高位在喉咙，就像发出"嘻嘻"的声音。练习时由连续20秒慢慢加长，直至能达到连续60秒
子宫收缩每60~90秒一次时	喘息呼吸	先将空气排出后深吸一口气，接着快速做4~6次的短呼气，感觉就像在吹气球。练习时由一次呼吸练习坚持45秒慢慢加长至一次呼吸练习能坚持90秒
阵痛开始	哈气呼吸	先深吸一口气，接着短而有力地哈气，浅吐1、2、3、4，接着大大地吐出所有的气，就像在很费劲地吹一样东西。每次需练习90秒
子宫颈全开	用力推	下巴前缩，略抬头，用力将肺部的空气压向下腹部，完全放松骨盆肌肉。换气时，保持原有姿势，马上把气呼出，然后马上吸满一口气，继续憋气和用力，直到宝宝娩出。每次练习时，至少要用力持续60秒

为母乳喂养做准备

从孕 8 月开始，孕妈妈就要开始为哺乳做准备了。

1 注意清洁。首先必须注意乳房的清洁，每天用毛巾蘸温水擦洗乳头及乳晕。

2 选择合适的内衣。注意内衣的选择，要选择宽松的款式。妊娠期间因乳腺发育，胸部急剧膨大，为避免刺激乳头，建议不要束紧胸部，要选择尺码稍大的内衣，最好是能较松地包裹、支撑乳房的半杯型胸衣。

3 在医生的指导下用一些工具来帮忙矫正乳头。如果有乳头内陷，可擦洗后用手指牵拉，严重乳头内陷者，可以借助乳头吸引器和矫正胸罩来矫正。使用的时候要注意，一旦发生下腹疼痛应立即停止。有流产史的孕妈妈尽量避免使用这种方法，以免刺激乳头。

4 乳房按摩。按摩也是乳房护理的重要方法之一。其实，乳腺组织从孕 5 月开始就迅速增长，按摩乳房可以松解胸大肌筋膜和乳房基底膜的黏着状态，松解乳房内部组织，促进局部血液循环，有利于乳腺小叶和乳腺导管的生长发育，增强产后的泌乳功能，并可以有效防止产后排乳不畅。

⊃ 矫正乳头的方法

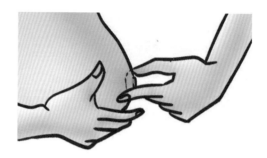

1 用一只手托着乳房，另一只手以拇指、食指和中指牵拉乳头下方的乳晕，改善伸展性。

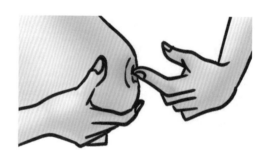

2 按住乳头，往里压到感到疼痛为止。

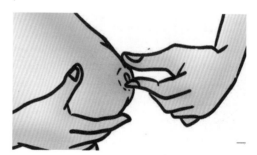

3 用手指拉住乳头，然后轻轻扭动，反复 2~3 次。

⊃ 乳房按摩

乳房按摩要每天做 1 次，每次 2~3 分钟。在身体舒服的状态下，比如睡觉之前，或每天沐浴时，或沐浴后，用按摩霜或橄榄油按摩乳房，效果更好。如果出现下腹疼痛的情况，应立即停止按摩，以免乳头受到刺激，引起子宫收缩。

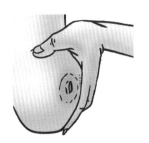

1 用一只手包住乳房。

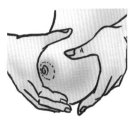

2 用另一只手的拇指贴在乳房的侧面，稍用力划圈摩擦。

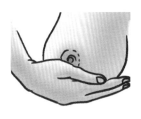

3 用一只手支撑住乳房，从下往上推。

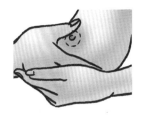

4 另一只手的手指并拢微屈，贴在支撑着乳房的手的外部，稍用力往上推，再放下。

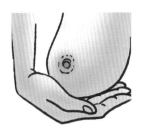

5 用一只手托住乳房。

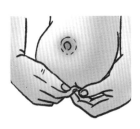

6 将另一只手的小指放在乳房正下方，施力将乳房抬起。

小贴士

○ 按摩乳房时，乳汁可能会流出来，不需要太过在意，只要将乳汁擦干净即可，如果乳汁黏住擦不掉，可使用宝宝油轻轻按摩乳头，而后即可擦掉。

职场孕妈妈注意事项

❯ 何时停止工作

孕晚期的孕妈妈会感到行动非常不方便，这是因为胎宝宝在子宫里的位置下降，孕妈妈会感觉到下腹坠胀。如果孕妈妈的工作不属于体力劳动，孕晚期可以坚持工作，但需要避免上夜班、长期站立、抬重物或颠簸严重的工作，避免过度疲劳或受到强烈的刺激，因为这段时间容易出现早产。

按照有关规定，女职工可以享受不少于98天的产假。这98天的产假中实际上有15天是为产前准备的。因此，怀孕满38周的上班族孕妈妈可以在家中休息，一方面可以调整身体状态，另一方面可以为临产做一些物质上的准备。

如果孕妈妈在孕晚期出现先兆早产、妊娠期高血压疾病等异常情况，医生会建议其休息或住院监护，上班族孕妈妈应立即停止工作，配合医生的治疗。

❯ 需要马上停止工作的异常情况

☆ 有早产征兆或怀有多胎。
☆ 患有高血压或先兆子痫。
☆ 宫颈功能不全，有早产经历。
☆ 胎宝宝发育受限。

缓解孕晚期胃灼痛的方法

孕晚期，孕妈妈每次吃完饭之后都觉得胃部有烧灼感，有时烧灼感逐渐加重而成为烧灼痛，到了晚上症状还会加重，甚至影响睡眠。这种胃灼热痛通常在妊娠后期出现，分娩后消失。

❯ 孕晚期为什么会感到胃灼痛

孕晚期胃灼痛的主要原因是内分泌发生变化，胃酸反流，刺激食管下端的痛觉感受器，从而引起灼热感。此外，增大的子宫对胃产生较大的压力，胃排空速度减慢，胃液在胃内滞留时间较长，也容易使胃酸返流到食管下端。

❯ 预防和缓解胃灼痛的方法

建议孕妈妈在日常生活中一定要少食多餐，平时随身带些有营养、好消化的小零食，饿了就吃一些，不求吃饱，不饿即可；避免饱食，少食用高脂肪食物和油腻的食物，吃东西的时候要细嚼慢咽，否则会加重胃的负担；临睡前喝一杯热牛奶；多喝水，补充水分的同时还可以稀释胃液；食用碱性食物，比如馒头干、烤馍、苏打饼干等，可以中和胃酸，缓解症状。

怀孕后期被痔疮困扰怎么办

痔疮是痔的俗称，孕妈妈子宫压迫会使得直肠末端黏膜下和肛管皮肤下的静脉丛充血膨大而形成痔疮。另外，孕期肠胃蠕动减慢容易导致排便困难，使腹内压力增大，这也是诱发痔疮的重要原因。

预防痔疮的方法

合理饮食：多吃富含膳食纤维的水果和蔬菜；多喝水，尤其是蜂蜜水和淡盐水；不吃辛辣刺激的食物，如辣椒、生姜、大蒜、大葱等；排便困难时可以吃一些芝麻、核桃等富含油脂的食物，可以起到润肠的作用。

定时排便：不要忍大便；每次排便蹲厕的时间不要超过 10 分钟，以免引起肛管皮肤下的静脉丛扩张或曲张。

做提肛运动：大腿并拢，吸气时收缩肛门，呼气时放松肛门，每天早、晚做 2 次，每次 20~30 下。这种方法可以改善肛门周围血液循环。

按摩肛门：排便后清洗局部，用热毛巾按压肛门，沿顺时针和逆时针方向各按摩 15 次。

孕期遭遇痔疮怎么办

如果孕期患了痔疮，要根据症状的严重程度及怀孕的时期选择适当的治疗方法。孕期痔疮多是暂时性的，绝大多数都会在产后得到缓解，孕妈妈不用过于着急，可以参考以下对策。

1 坚持合理饮食。多吃富含膳食纤维的蔬菜，如芹菜、韭菜等。饮食结构要合理，注意粗细搭配，养成定时排便的好习惯，避免过度用力，以免对血管施加压力，造成痔疮出血，使得痔疮加重。

2 温水坐浴。由于痔疮会引起疼痛，可每天局部热敷 2~3 次，这样有助于解除肌肉痉挛，从而减轻疼痛感。

3 用软膏栓剂治疗。在医生的指导下使用软膏栓剂，必须注意用药安全，一些含有类固醇或麝香的药物应尽量避免使用。

4 每天锻炼，保持规律的作息。进行规律的盆底肌锻炼，有利于改善盆底血液循环。

5 适当休息。避免长时间站立，增加卧床时间，以减轻对局部的压迫。

6 用特定的垫子缓解局部疼痛。买个痔疮缓和型坐垫，坐下前垫在椅子上，能有效缓解局部疼痛。

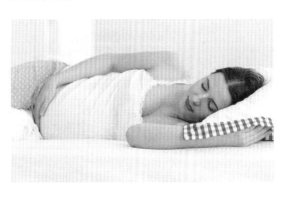

孕妈妈营养饮食

孕 29~32 周营养指南

孕晚期胎宝宝生长迅速，需要的营养素多，孕妈妈需要加强营养。由于胎宝宝长大会压迫胃部，使孕妈妈的胃容量相对较小，常有胃部不适或饱胀感，消化功能减弱，因此应该遵循以下日常饮食原则。

1 摄入充足的维生素。这个时期的胎儿正在长骨骼和肌肉，宜多补充维生素 B_1、维生素 C、叶酸等，与矿物质搭配作用，促进胎宝宝成长。

2 少食多餐。孕晚期除正餐外，孕妈妈可以增加一些零食和夜宵，比如牛奶、饼干、核桃仁、水果等，夜宵应选择容易消化的食物。

3 忌食过咸、过甜或油腻食物。过咸的食物可以引起或加重水肿，过甜或过于油腻的食物可以导致肥胖。孕妈妈食用的菜和汤中一定要少放盐，并且注意限制食用含盐较多的食物，如火腿肠、咸菜、腐乳、腊肉等。

4 不要吃刺激性食物。刺激性食物容易导致大便干燥，会导致便秘、痔疮，或使痔疮加重，所以孕妈妈应远离浓茶、咖啡、酒及辛辣调味品等刺激性食物。

孕 29~32 周重点营养素

孕晚期，胎宝宝逐渐长大，大脑发育加快，同时孕妈妈代谢增加，胎盘、子宫、乳房等部位增大，需要补充大量蛋白质及热量。

蛋白质

孕妈妈要注意摄入优质蛋白质，每日摄入量不少于 85 克，即在没怀孕时的基础上每日增加 30 克。

碳水化合物和脂肪

孕 8 月，胎宝宝开始在肝脏和皮下储存糖原和脂肪，如果此时孕妈妈碳水化合物摄入不足，将导致体内蛋白质和脂肪分解加速，引起蛋白质缺乏或酮症酸中毒，所以孕妈妈要保证碳水化合物和脂肪的摄入。

维生素

孕晚期要摄入充足的水溶性维生素，尤其是维生素 B_1。如果孕妈妈缺乏维生素 B_1，容易引起呕吐、倦怠的症状，并在分娩时子宫收缩乏力，导致产程缓慢。

孕妈妈还应多摄入维生素 D，以促进钙的吸收，每日应从膳食中获取 10 微克维生素 D，海鱼、动物肝、蛋黄中的含量较高。孕妈妈在户外晒太阳，也有助于补充维生素 D。

⊃ 矿物质

孕妈妈需要适量补充矿物质，尤其是要注意补钙，因为胎宝宝牙齿和骨骼的发育迅速，钙的需求量明显增加。

⊃ 水

孕妈妈每天要喝 1700 毫升水。

对抗水肿的食物

孕妈妈在妊娠晚期，下肢压力越来越大，水肿情况越发严重，这会使孕妈妈感到不适，还容易并发妊娠期高血压疾病。因此，当水肿过于严重时，应立即求助于医生。在日常饮食方面，要多加预防和调节。

1 保证蛋白质的摄入量。有水肿的孕妈妈，特别是由于营养不良引发水肿时，每天要保证摄取禽、肉、鱼、虾、蛋、奶等动物类食物和豆类食物。

2 保证摄取充足的蔬菜和水果。蔬菜和水果中含有人体必需的多种维生素和微量元素，它们可以提高人体的免疫力，帮助孕妈妈加速新陈代谢，还有解毒利尿的作用。

3 限制盐的摄入。盐摄入过多会加重水肿症状，孕妈妈要吃比较清淡的食物，不要多吃过咸的食物。

4 少吃难消化、易胀气的食物。油炸的糯米糕、红薯、洋葱、土豆等食物有时会引起腹胀，使血液回流不畅，加重水肿症状。

孕妈妈可适当多吃些紫色蔬果

蔬菜的营养价值高低大体上遵循由深到浅的规律，依次为黑色、紫色、绿色、红色、黄色、白色。

紫色蔬菜中大多含有一种叫花青素的物质，这种物质具备很强的抗氧化能力，可以预防高血压、减轻肝功能异常，还能改善视力、预防眼部疲劳。

常见的紫色食物包括茄子、紫玉米、紫洋葱、紫扁豆、紫山药、紫甘蓝、紫胡萝卜、紫秋葵、紫菊苣、紫芦笋等。

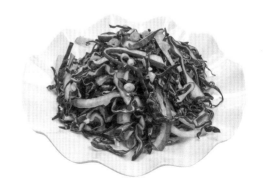

孕 8 月推荐食谱

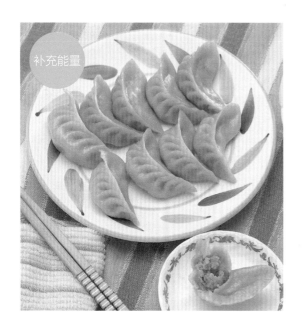

补充能量

白萝卜羊肉蒸饺

主料 面粉 350 克，羊肉 200 克，白萝卜 100 克。

调料 葱末、酱油、花椒水、盐、胡椒粉、香油各适量。

做法

① 面粉加温水搅拌均匀，揉成光滑的面团，饧发 30 分钟。白萝卜洗净，擦成丝，切碎。

② 羊肉洗净，剁成肉末，加酱油、花椒水、盐、胡椒粉，朝一个方向搅打上劲，放入白萝卜碎、葱末、香油拌匀，制成饺子馅。

③ 饧发好的面团搓条，揪成大小均匀的面剂子，擀成饺子皮，包入饺子馅，做成月牙形提花蒸饺生坯，送入烧沸的蒸锅大火蒸熟即可。

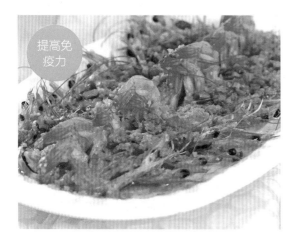

提高免疫力

蒜蓉开边虾

材料 基围虾 400 克，蒜蓉 50 克。

调料 葱花、盐、香油各适量。

做法

① 基围虾剪去虾须，挑去虾线，洗净。

② 取盘，将处理干净的基围虾整齐地平铺在盘内，均匀地撒上盐和蒜蓉，送入烧开的蒸锅，大火蒸 6 分钟，取出，淋上香油，撒上葱花即可。

孕妈妈做运动

缓解颈部疼痛的运动

有些孕妈妈到了这一时期会感觉颈部有疼痛感，可用下面的方法锻炼一下颈部、上臂及脊柱，减轻不适症状。

◗ 手臂运动

第一步： 保持放松的坐姿，两肩向后倾的同时抬起双手，让肘部完全向上舒展后再放下，重复数次（见图1）。

第二步： 两手握拳，小臂和大臂呈90°，向两边打开至最大。举起双臂时吸气，向下放时呼气，反复进行（见图2）。

功效： 舒展手臂肌肉，缓解手臂疼痛。

◗ 推掌

第一步： 以放松的状态坐下，两手在胸前合掌，吸气的同时用力推动双掌（见图3）。

第二步： 一边吐气一边放松。重复以上动作。

功效： 放松上臂肌肉，促进血液循环，减轻疼痛。

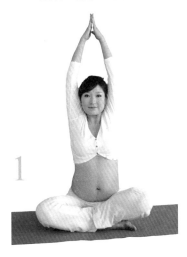
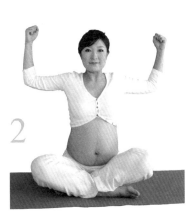
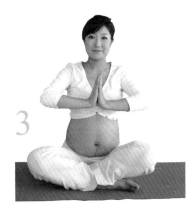

⤷ 拉伸肋部

第一步： 在放松的状态下盘腿而坐，用一只手撑住地面。

第二步： 另一只手臂向上举，上身向左侧屈，同时肋部以上的部分向地面方向用力（见图4），然后换右侧重复以上动作。

功效： 强化肋部肌肉。

⤷ 抖动双手

紧握双拳再放松（见图5），接着从上向下抖动双手（见图6）。

功效： 促进血液循环并缓解手部肌肉僵硬的感觉。

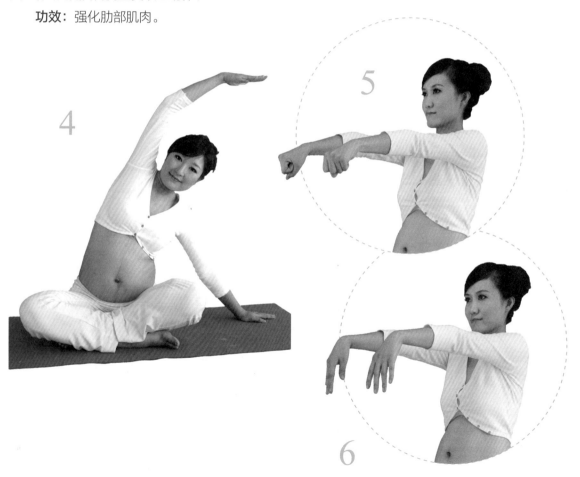

胎教课堂：抚摸胎教

抚摸胎教增加亲子互动

通常在怀孕第 4 个月时，孕妈妈就能明显感觉到胎动，到了怀孕第 6 个月，胎宝宝的活动更加活跃，感觉也越来越灵敏。此时，孕妈妈可以通过抚摸胎教锻炼胎宝宝的触觉，并促进胎宝宝大脑细胞的发育。尤其在孕 8 月这个胎宝宝成长很快的时期，孕妈妈与胎宝宝的互动会对宝宝产生非常重要的影响。

◗ 实施方法

只要胎儿在动，孕妈妈就可以用手轻轻地、充满爱意地抚摸自己的肚皮，让胎儿感受到来自妈妈的关爱。或者，孕妈妈可以在一个安静的场所，保持最舒服的姿势，每天花 10 分钟，不听音乐，不说话，集中精力地用手抚摸腹部，和宝宝进行独特的情感交流。这项工作也可以由准爸爸协助完成，孕妈妈躺在床上，由准爸爸抚摸腹部，可以让胎儿充分感受到家的温暖。

◗ 注意事项

在运用抚摸胎教法的时候，动作要轻柔，要充满爱意，千万不要经常性地情绪不佳，也不要用力拍打、按压肚子，以免造成腹部疼痛、子宫收缩，引发早产。

抚摸胎教之前，孕妈妈应排空小便。进行抚摸胎教时，孕妈妈要避免情绪不佳，应保持稳定、轻松、愉快的心态。进行抚摸胎教时，室内环境要舒适，保证空气新鲜，温度适宜。

跟宝宝做"推、推、推"的游戏

1 孕妈妈在床上仰卧，头不要垫得太高，全身放松，呼吸均匀，心平气和，面部呈微笑状，双手轻放在腹部，也可将上半身垫高，采用半仰卧姿势。不论选择什么姿势，一定要让自己感到舒适。

2 双手从上至下，从左至右，轻柔缓慢地抚摸腹部，反复 10 次后，用食指或中指轻轻抚压腹部，然后放松。也可以在腹部松弛的情况下，用一根手指轻轻按一下腹部再抬起，来帮助胎儿做体操。这个抚摸体操适宜在早晨和晚上做，每次时间不要太长，5~10 分钟即可。

3 孕妈妈现在可以试试和腹中的宝宝做"推、推、推"的游戏，当胎宝宝把你的肚皮顶起一个小鼓包时，你可以一边跟胎宝宝说话，一边用手摸摸鼓起的地方，轻轻推一下，看胎宝宝有什么反应。经常这样做，胎儿会发现这是个有趣的游戏，会和你玩得很开心的。

4 做抚摸胎教的时候，孕妈妈要全身放松，呼吸均匀，面带微笑，双手轻轻放在腹部胎宝宝所在的位置上，从上至下、从左到右抚摸，动作要轻柔，不可用力。一边抚摸或者轻拍，一边默想或轻轻对胎宝宝说"宝宝，你很聪明，很可爱，妈妈很爱你"，或者把自己对宝宝美好的期望表露出来。每次抚摸的时间不要过长，如果配上优美自然的背景音乐效果会更好。

孕 29～32 周胎教要点

美育胎教

妊娠 8 个月的时候，胎宝宝已经具有了初步的意识萌动，所以此时可以对胎宝宝进行比较抽象、立体的美育胎教。

声音胎教

大多数胎宝宝此时对声音都能有所反应，对噪声和音乐有明显的反应，所以孕妈妈要坚持给胎宝宝讲故事或听音乐。此时胎宝宝已经非常熟悉孕妈妈的声音了，所以还要让准爸爸多参与胎教，让胎宝宝熟悉一下准爸爸的声音。

情绪胎教

孕妈妈的精神世界保持豁达乐观，有助于胎宝宝的健康发育，也有助于宝宝出生后活泼开朗性格的形成。所以，孕妈妈应该继续保持愉快的心情，做一些自己喜欢的事情来充实自己的孕期生活，放松自己的心情。情绪胎教可以结合美育和音乐胎教来同时进行。

抚摸胎教

轻轻拍抚肚皮或聆听肚皮里的声音等亲密动作，不仅能够促进胎宝宝形成良好的性格和迅捷的反应能力，还能使孕妈妈自己处于一种放松的状态。

小贴士

○ 研究表明，宝宝如果很少被触摸、爱抚，很容易出现心理疾患，并且生长发育迟缓。所以，如果从胎儿期便经常充满爱意地进行抚摸胎教，将能有效促进宝宝形成良好的性格和迅捷的反应能力。另外，有规律的抚摸胎教就像是妈妈与胎儿的对话一样，可以形成良好的反应与互动，不仅能传达孕妈妈对胎儿的关爱，还能使孕妈妈本身处在一种身心放松的状态，发挥安抚胎儿与舒缓妈妈情绪的双重功效。

本月聚焦：
矫正胎位的体操

常见的胎位异常有哪些

1. 臀位。根据分娩时胎儿最先进入母体骨盆的部位的不同，可分为单臀位、混合臀位和足位。

2. 横位。分娩时胎儿手臂、肩部先露的称为横位。

3. 复合先露。胎儿的头部或臀部合并上肢或下肢脱出，同时进入骨盆者为复合先露。一般临床上头与手同时进入骨盆者较为多见，如不纠正，同样不能自然分娩。

4. 头位不正。有些胎儿虽然头部朝下，但也存在胎位不正，常在临产时或产程中发现，主要有以下几种类型：

第一，胎头由于俯屈不良而变为仰伸的前囟先露、额先露、面先露。

第二，由于胎头旋转不良而导致的枕后位、枕横位。

第三，既旋转不良又俯屈不良的高直位。

第四，胎头倾斜不均的前、后、侧不均倾位等。

以上都属于胎位异常，常在孕妇的分娩过程中出现障碍，因而容易导致难产。

纠正胎位的方法

◗ 外转胎位术

医生将在腹部子宫底摸到的胎头朝胎儿俯屈的方向回转腹侧，把胎头推下去，同时将臀部推上来，用手工方法一点一点地进行纠正。胎宝宝越小越容易成功，所以这一方法一般在35~37周时进行。但若头盆不称则不可使用这种方法，因为有导致胎盘早剥或并发症的风险。

◗ 纠正胎位的体操

妊娠28周以后，如果胎位不正的话，可以按照下面的方法来做纠正胎位的体操，通常情况下，胎宝宝的臀部都能从骨盆中退出来，恢复头位。

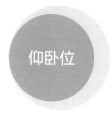

仰卧位

取仰卧位，臀部抬高 30 厘米左右，臀部下方用靠垫等垫好。睡前做 10 分钟左右。

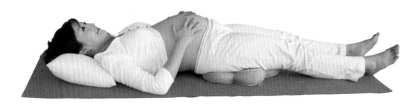

胸膝位

两膝着地，胸部轻轻贴在地上。尽量抬高臀部。双手伸直或折叠置于脸下。睡前做 10 分钟左右。

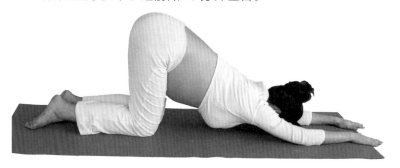

侧卧位

孕妈妈在休息时，要采用能让胎宝宝背部朝上的姿势，即侧卧，上面的脚向后，膝盖轻轻弯曲。睡觉时也可以采取这种姿势，不仅能纠正胎位，还能放松身体。

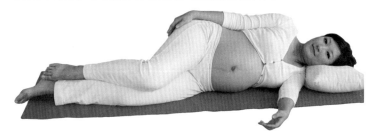

孕 33~36 周
我长大了，也更好看了

我变得红润起来，看上去比以前更漂亮了。这段时间，我的睡眠比较有规律，但是可能会在妈妈睡觉的时候突然活动起来。妈妈不要怪我太淘气，我其实是很爱妈妈的！

第 33～36 周
宝宝对妈妈的情绪有反应

周数	胎宝宝的发育	孕妈妈的变化
第 ㉝ 周	○ 继续吞入羊水，进行肺部活动 ○ 开始进行呼吸练习了 ○ 头发变长，男宝宝的睾丸完全进入了阴囊中	○ 乳房按摩最好在洗澡以后、睡眠以前进行，这样能取得很好的效果 ○ 孕妈妈体重增加每周不应超过0.5千克，胸部不适渐明显
第 ㉞ 周	○ 胎宝宝头部骨骼开始变硬，皮肤上的皱纹减少，手脚上的指甲继续生长	○ 感觉到胎宝宝的位置有所下降，呼吸变得稍稍轻松一些 ○ 激素分泌的增多使乳腺保持活跃的状态 ○ 会有少量乳汁溢出
第 ㉟ 周	○ 肺部在快速发育 ○ 这个时期出生的胎宝宝存活率接近99%	○ 随着分娩的临近，腰部的疼痛症状比较严重了 ○ 身体变重，孕妈妈情绪波动较大，很难进入熟睡状态
第 ㊱ 周	○ 皮下脂肪增多，能在胎儿出生后起到体温调节的作用 ○ 胎儿已经有自己的呼吸运动	○ 膀胱受压迫，孕妈妈仍会有尿频现象 ○ 距离预产期越来越近，胎动比以前减少了

本月注意事项

- 孕妈妈随时都有胎膜早破的可能，所以孕妈妈和准爸爸要先了解一下胎膜早破的迹象有哪些

- 乳腺继续发育，容易造成胸胀或疼痛
- 注意早期阵痛的情况

- 了解有关阵痛的知识及何种情况下必须去医院
- 随着时间的推移，不规律的宫缩会慢慢增多，强度也有所上升

- 乳房按摩不可少，有助于在分娩后顺利实现母乳喂养
- 如采用的是自然分娩的方法，分娩后3天就能出院了，之后的恢复期也比较短

饮食注意事项

- 多食能促进宝宝骨骼发育的食物
- 多食用鲤鱼，为分娩后的哺乳做准备

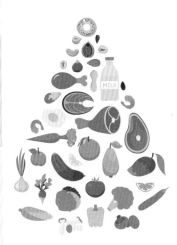

适宜做的运动

- 怀孕后期子宫下段随胎儿头部的下降逐渐伸展，可能会出现下腹部坠胀不适，感到会阴部受压迫或尿频时，可以尝试做提肛肌收缩的运动
- 出现静脉瘤时，可以进行抬腿运动，这样也可以同时起到解除足部疲劳的作用

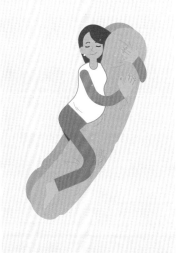

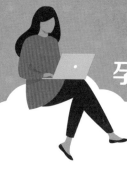

孕33~36周　周备忘录

1. 去进行产检时，不要忘了携带以往的检查记录。

   血液检查：重新做一遍初诊时的贫血检查，以及确认是否有梅毒等感染性疾病的血液检查。平时因为血管细而难于采血的孕妈妈要向护士说明，记在母子健康手册上。

   末期精密超声波检查：通过超声检查可以清晰地看到胎宝宝的样子，最终确认胎宝宝和孕妈妈的状态，测定胎宝宝的大小，及时发现胎儿的异常情况。

2. 抽空适当进行产妇呼吸训练，好的呼吸方法可以帮助产妇在分娩过程中正确用力，保证分娩的顺利进行。

3. 身体情况急剧变化，状态不够稳定，容易感冒，要注意保暖，平时多休息，防止抵抗力下降。不要去人多的地方，更不能随便吃药。

4. 孕妈妈在孕晚期常会出现不规律宫缩，即腹部一阵阵变硬，这时不宜再做抚摸胎教，以免引起早产。有早产史、产前出血及较频繁宫缩的孕妈妈，尤其需要注意不要再进行抚摸胎教了。必要时应及时就诊。

完美准爸爸培训班

帮助妻子放松精神

在整个孕期，孕妈妈较怀孕前都需要准爸爸表达更多的爱，比如一起参加孕产培训班，送一束花给她，给她买孕妇装，送一张贺卡，陪她去医院做定期检查，给她做孕期按摩，鼓励她进入产房后要勇敢，主动询问自己可以为她做些什么，等等。

孕9月的孕妈妈身体负担更重了，腰、背、手、脚都会有不同程度的酸胀、疼痛感，准爸爸需要一如既往地通过按摩等方式帮助孕妈妈缓解酸痛，如帮妻子按摩背部、腰部及腹部两侧等。在孕妈妈宫缩间隙，准爸爸要多鼓励妻子，营造轻松的气氛，尽量帮妻子放松精神。

准爸爸摆脱孕期抑郁

孕期抑郁已不再是孕妈妈的专利，有些准爸爸也会出现各种各样的心理障碍与抑郁情绪。

⏵ 准爸爸孕期抑郁的原因

突然有了宝宝，心理准备不足，难免会造成精神负担。

妻子怀孕，丈夫同样会感到疲劳。除了正常工作以外，丈夫要多多照顾妻子，因此会感到压力倍增。

⏵ 准爸爸摆脱孕期抑郁的小窍门

妻子怀孕了，准爸爸要积极对待，从书本上多学育儿知识，与孕妈妈一起对胎宝宝进行胎教，多与孕妈妈一起畅想宝宝出生后的幸福情景，这样心理或情绪上失调的情况自然就不会发生或减轻许多。

很多准爸爸的抑郁不是来源于孩子，而是妻子怀孕之后，夫妻俩的沟通和交流变少所致，所以要多和妻子沟通。

通过运动、换个环境、转移注意力等方式来疏解压力，学习做一个快乐的准爸爸吧！这样妻子和胎宝宝也会更加快乐。

孕妈妈日常保健指南

提前了解一下产房

产房： 产房是个半封闭的环境，房间和里面的物品每天都定时消毒杀菌，保持相对无菌状态，以降低产妇分娩后发生感染的概率。

产床： 产床上设有利于产妇分娩的支架，有些部位可以抬高或降低，床尾可以去掉。

胎儿监测仪： 可以时刻记录宫缩和胎心变化，通过这种仪器可以了解胎宝宝的情况。

保温台： 新生宝宝的热量易于散失，为防止体温降低，有时会将其放到保温台上。

吸氧设备： 宫缩时胎宝宝的血液和氧气供应都会受到影响，吸氧设备会为产妇提供充足的氧气储备，增加对宫缩的耐受能力，对产妇和胎宝宝都有好处。

吸引器： 吸引器可以吸出新生宝宝口腔内残留的羊水。胎宝宝在母体内处于羊水的包围中，口腔和肺部有一定量的羊水存在，新生宝宝受到产道的挤压，羊水被挤压出去，可以降低肺部疾患的发病率。少数新生宝宝口腔内仍存有羊水，这时就需要用吸引器吸出。

提前备齐分娩用品

到了孕 9 月孕妈妈已经开始准备待产，所以要提前备齐生产用的物品，多了解一些分娩知识，学习母乳喂养的知识和技巧等。需要准备的分娩用品大致如下。

1 大脸盆 2 个，毛巾 4 条。4 条毛巾分别用来擦脸、擦脚、清洗外阴和擦拭乳房。

2 产后护理垫，或者大号的卫生巾，或者成人纸尿裤。要选择质量有保证的品牌，保证产后切口处的卫生。

3 多准备一些卫生纸，消毒清洁用的湿纸巾也要准备好，给孕妈妈擦手用。

4 医用纱布 20 袋，或者 1 卷，裁成护垫大小的小片，每片折三四折，市面上也有裁好的纱布可以选用，但是价格稍微贵一些。裁好的纱布可以用于清洗私处等。

5 产妇用漱口水。产后不能用凉水，刷牙比较麻烦，用漱口水就很方便。

6 睡衣 2 套。产后会出很多汗，睡衣一定要选择纯棉、透气、凉快的款式。新睡衣要水洗过以后再穿。

7 小脸盆 2 个，给宝宝洗脸和洗小屁股用。不用给宝宝准备毛巾，因为刚出生的宝宝皮肤很嫩，使用毛巾会把宝宝的皮肤擦红。可以用柔软的医用纱布给宝宝擦洗。

8 纸尿裤。最初两天宝宝会排胎便，可以多准备几包纸尿裤，最好 2 小时换一次，避免出现"红屁股"。

9 护臀膏。给宝宝清洁臀部后涂上一些宝宝专用的护臀膏，可以避免出现"红屁股"。要选择质量有保证的品牌，这样可以滋润宝宝幼嫩的肌肤，并且不会伤害宝宝的眼睛、呼吸道及生殖系统。

10 婴儿湿巾。

11 奶瓶 2 个。如果准备纯母乳喂养可不必准备。

12 宝宝的衣物。准备 2~3 套宝宝的衣服，袜子要多买几双，帽子买一顶就足够了。天热的时候也要给宝宝穿上袜子，因为宝宝的脚和头是最怕受凉的。

13 洗澡盆、浴床和水温计。澡盆最好买大号的，因为宝宝长得很快，小的很快就不能用了。浴床选择"十"字形的比较稳当。

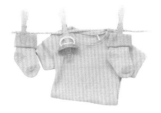

学习选购婴儿奶粉

目前，市面上婴儿奶粉的种类很多，父母可以根据宝宝的需要为其选择合适的奶粉。

全脂奶粉：全脂奶粉大多是加糖制成的，一般蔗糖含量不超过 20%。其他营养素包括蛋白质、脂肪、碳水化合物、钙、磷及多种维生素。

全脂速溶奶粉：其营养素与全脂奶粉一样，但制造工艺特殊，奶粉颗粒大，与水的接触面积大，易溶于水。

母乳化奶粉：母乳化奶粉是模拟母乳成分，通过调整牛奶、奶粉中营养素的含量调制而成的，既易于宝宝消化吸收，又能满足宝宝生长发育的营养需要。因此，它是比较理想的代乳品。

脱脂奶粉：鲜牛乳中脂肪含量约占 3.5%，经脱脂后，每 100 克脱脂奶粉中脂肪含量降至 1.3 克以下。因此，它仅适用于宝宝腹泻时的短期应用，不能长期使用，否则会因脂肪摄入量太低造成营养不良。至于其他营养素，蛋白质、碳水化合物含量比全脂奶粉高 1/3 左右，钙、磷、维生素含量也比全脂奶粉高。

婴儿奶粉：婴儿奶粉减少了牛奶中的酪蛋白，加入了豆蛋白以促进消化吸收，另外还加入了铁、维生素 A、维生素 D、维生素 E、维生素 B_2、维生素 C 及乳糖、植物油等。这类强化奶粉有助于预防缺铁性贫血和佝偻病，改善宝宝的营养状况，促进宝宝的生长发育。

如何辨别奶粉的质量

气味和滋味	优质奶粉带有微甜的奶味，饮用时细腻适口，而劣质奶粉有哈喇味、酸臭味、褐变或陈腐气味等异常
状态	正常奶粉呈干燥粉末状，颗粒均匀，无凝块或结团。如果发现奶粉已结块，并且变色变味，呈颗粒状，不易溶解，说明奶粉已经变质，不宜给宝宝使用
色泽	正常奶粉为乳白色，色泽均匀。如奶粉变成褐色，不仅外观上给人不快的感觉，其维生素及必备氨基酸也被分解，营养价值随之降低，最好不要给宝宝使用

如何应对失眠

孕晚期的失眠主要由五大原因引起：孕妇体内激素水平变化、饮食习惯改变、尿频、食物过敏和抽筋。针对这些原因，孕妈妈可利用以下方法来帮助睡眠，改善失眠症状。

1 创造舒服的睡眠环境。孕妈妈的卧室照明不要太亮，要利用间接照明。准备不冷不热的被子和衣服，养成在卧室只是睡觉的习惯，不要在卧室里集中做别的事，否则容易导致睡眠不规律，引起失眠。

2 睡觉之前洗个温水澡。花10~20分钟泡在温水里，有助于放松肌肉，促进血液循环，对睡眠有益。注意不要用太烫的水，否则会引起子宫收缩，且洗澡时间不要超过30分钟。洗后为了不让体温下降要迅速将身体擦干。

3 选择舒适的睡眠姿势。侧躺，一条腿弯曲，两腿之间放一个垫子，将脚垫高。这样的姿势有利于促进腿部血液循环，加速消除疲劳，促进睡眠。

4 在规定的时间内睡觉。规定每天晚饭后读书、洗澡等的时间顺序，在规定的时间内睡觉，会更利于睡眠。

5 睡前3小时吃点有助于睡眠的食物。饮食习惯的改变也会影响孕妈妈的睡眠质量，因此均衡饮食非常重要。孕妈妈可以在睡前3小时吃点有助于睡眠的食物，如香蕉、温牛奶、小米粥、菠菜、核桃、葵花子等。晚饭尽量避免食用过多甜食和肉类，比如奶油、乳酪、肥猪肉、猪皮、鸡皮、鸭皮、火腿、培根、香肠、油炸食品等含有饱和脂肪酸的食物，它们会改变体内的激素分泌情况，影响睡眠。

6 不喝含咖啡因的饮料。晚上不要喝太多水，否则小便量增加，会导致起夜。咖啡、红茶、绿茶等饮品中含有妨碍睡眠的成分，要少喝。另外，冷饮也不可多喝，以免妨碍睡眠。

7 听音乐或看书。若就寝后 20~30 分钟还没能入睡，可以听舒缓的音乐或看书到快入睡为止。

8 坚持散步和进行适量运动。白天天气好的时候，孕妈妈可以到户外轻松地散步和运动，调节身心的同时，还能促进血液循环，产生适当的疲劳感，更有利于睡眠。

9 尽量减少尿频对睡眠的影响。孕后期，有近 80% 的孕妈妈为尿频所困扰，晚上起来上厕所，严重影响睡眠。孕妈妈可注意睡前不要过量饮水，以减少起夜次数。对于起夜问题不要过于焦虑，注意调节情绪，以免对睡眠造成更大的影响。

10 动手熬制睡眠茶。第一，枣茶。将 1 千克枣倒入水中后充分熬煮，保留大枣汤汁，放入 300 克糖，再煮到糖全部溶化，呈有点黏糊的状态，剩下最初水量的 1/3 左右就可以了。把汤倒进合适的器皿里储存，每次饮用时取适量大枣汤汁，用 3 倍量的热水稀释后再喝。第二，洋葱皮水。取洋葱 5 个，剥取洋葱皮，倒入 1 杯水，然后煮到剩下最初水量的 1/2 左右，捞出洋葱皮，将煮好的水倒入合适的器皿中储存，睡觉之前喝 2~3 勺。

孕妈妈腿部抽筋怎么办

孕妈妈抽筋大多是缺钙所致，尤其在孕中、晚期，孕妈妈的钙需求量明显增加，一方面母体的钙储备需求增加，另一方面胎宝宝的牙齿、骨骼发育加速，都需要大量的钙，若摄入不足容易导致缺钙。另外，妊娠期腹内压力的增加会使血液循环不畅，这也是造成腿抽筋的原因。若出现腿部抽筋的情况，不妨试一试下面的方法。

1 多吃富含钙的食物。多吃海带、芝麻、豆类等食物，每天 1 杯奶也是不可少的。从怀孕第 5 个月起，要增加钙的摄入量，以每天 1000 毫克左右为宜。

2 多进行室外活动。平时要适当进行室外活动，多晒太阳，补充维生素 D，促进钙的吸收。

3 伸懒腰时注意不要用力过度，睡觉时注意下肢保暖。

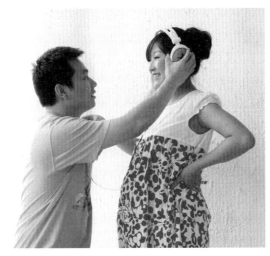

睡前做做放松的活动，比如听音乐、看书、喝点小米粥等，能有效帮助入睡。

4 进行腿部按摩。不要让腿部肌肉过度劳累，不要穿高跟鞋，睡前对腿和脚部进行按摩。当小腿抽筋时，可先轻轻地由下向上按摩小腿肚，再按摩脚趾，最后放松整条腿，若仍未缓解，可把脚浸泡在温水盆内并热敷小腿，扳动足部，一般可令抽筋的情况得到缓解。

5 泡脚和热敷。睡前可以取生姜片加水煮开，待温度降到脚可以承受时用来泡脚和热敷。

胎膜早破及其处理办法

⊙ 引起胎膜早破的原因

1 孕妈妈的子宫口松弛，使胎膜受到刺激而引发胎膜早破。

2 胎膜发育不良或有阴道炎症，导致绒毛膜羊膜炎等，造成羊膜腔里压力过大，引起胎膜早破。

3 胎位异常、骨盆狭窄、头盆不称、羊水过多、多胎妊娠等，均可使羊膜腔里的压力增大，发生胎膜早破。

4 孕期性生活不慎引起绒毛膜羊膜感染，特别是精液中的前列腺素可以诱发子宫收缩，导致羊膜腔压力不均，引发胎膜早破。

5 其他因素，比如孕期剧烈咳嗽、猛然大笑、暴怒及做重体力活等，都可能导致胎膜破裂，羊水流出。

⊙ 胎膜早破容易引发的后果

引发胎儿早产：胎膜早破使得羊水过早地流出，子宫腔变小，诱发子宫收缩，这时胎宝宝若是不足月就会发生早产。

引发脐带脱垂：胎膜早破，如果胎先露未"入盆"，脐带会随着羊水流出而脱出来，引起胎宝宝缺氧，导致胎儿窘迫。

引发滞产及胎儿缺氧：如果羊水流出过多，胎宝宝的身体紧贴并刺激子宫引起不协调宫缩，会影响产程进展和胎盘的血液循环，导致滞产和胎宝宝缺氧。

引发母婴感染：胎膜破裂的时间越长，宫内感染的发病率就越高。如果胎宝宝吸入感染了的羊水，就会引起吸入性肺炎，而孕妈妈也更容易出现产褥感染。

⊙ 应对措施

1 为了防止发生脐带脱垂，应立即让孕妈妈躺下，并且保持把臀部抬高的体位。

2 孕妈妈在外阴垫上一片干净的卫生巾，注意保持外阴的清洁，不可以再入浴。

3 只要突然感到有较多液体从阴道流出，不管孕妈妈是否已到预产期，有没有出现子宫收缩，都必须立即赶往医院就诊。即使在赶往医院的途中，也需要尽量保持臀高的躺卧姿势。

孕妈妈营养饮食

孕 33～36 周营养指南

孕妈妈胀大的子宫容易使胃、肺与心脏受到压迫，因此不要一次进食太多，最好采取少食多餐的方式，多摄取易消化且营养价值高的食物。

保证营养全面，限制钠的摄入，增加铁、钙与维生素 K、维生素 B₁ 的摄入，为分娩做好准备。

孕妈妈要注意调整食量，使胎宝宝的体重稳步增长。

孕 33～36 周重点营养素

1. 蛋白质。孕后期的孕妈妈，每天的蛋白质需求量增加到了 85 克。蛋白质分为植物蛋白和动物蛋白，富含动物蛋白的有牛奶、鸡蛋、牛肉、猪肉、羊肉、鸭肉、鱼等。植物蛋白含量最多的是大豆，其次是麦和米、花生、核桃、葵花子、西瓜子。许多海产品的蛋白质含量丰富，孕妈妈可以适当多吃一些。

2. 碳水化合物。每天保证食用主食（谷物）300 克左右，即能让孕妈妈摄入足够的碳水化合物。

3. 脂肪。孕 9 月时，胎宝宝的大脑还没有完全成熟，因此孕妈妈需要适量补充脂肪，植物油仍是必需的。

4. 维生素 B₁。孕 9 月的孕妈妈应注意补充维生素，尤其是维生素 B₁，如果孕妈妈维生素 B₁ 摄入不足，容易出现呕吐、倦怠等现象，还可能影响分娩时的子宫收缩，使产程延长，分娩困难。

5. 维生素 K。维生素 K 缺乏容易使新生宝宝在出生时或满月前后出现颅内出血，所以孕妈妈应该注意补充维生素 K，适当多吃动物肝脏及绿叶蔬菜等富含维生素 K 的食物。

6. 维生素 A、维生素 D 和维生素 C。为了促进钙和铁的吸收，孕妈妈还要注意补充维生素 A、维生素 D 和维生素 C。

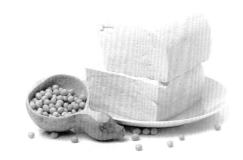

7 铁。孕妈妈在孕9月应补充足够的铁。胎宝宝的肝脏以每天5毫克的速度储存铁，直到储存量达到240毫克。如果孕9月的孕妈妈铁摄入不足，有可能影响胎宝宝体内铁的存储，出生后容易患缺铁性贫血。

8 钙。孕妈妈在此时还应补充足够的钙，胎宝宝体内的钙一半以上是在怀孕最后两个月存储的，如果孕9月的孕妈妈钙摄入不足，胎宝宝就要动用母体中的钙，致使孕妈妈缺钙。

由于孕妈妈胃部容纳食物的空间不多，所以不要一次性大量饮水，以免影响进食。

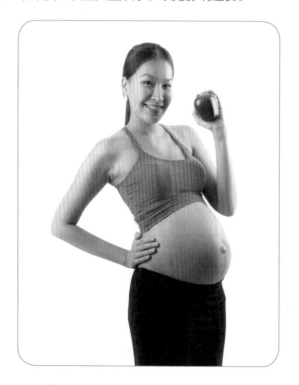

注意合理饮食，控制体重

出生时体重达到或超过4000克的宝宝，医学上称为"巨大儿"。怀有巨大儿的孕妈妈难产的概率会大大增加，所以如果在产前检查中，医生预测胎宝宝体重超过4000克，一般就会建议产妇以剖宫产的方式分娩。

正常大小的胎宝宝可正常通过骨盆而顺利出生，但是巨大儿的头比较大，胎宝宝就可能"搁浅"在骨盆入口或中骨盆处，难以通过骨盆而不得不进行剖宫产，即使能勉强通过骨盆，最后可能也不得不用产钳或胎头吸引器帮助分娩。如果胎宝宝的肩部脂肪较多，肩部特别宽，就可能发生肩难产。

巨大儿的产生与孕妈妈营养补充过多、脂肪摄入过多、缺乏锻炼有关。孕妈妈若患有糖尿病，胎宝宝的血糖也会持续增高，并刺激胎宝宝的胰腺分泌过多的胰岛素，这就势必会造成脂肪、蛋白质和糖原在胎宝宝体内蓄积，从而导致胎宝宝过重。

为了控制新生宝宝的体重，孕妈妈应多吃新鲜蔬菜和蛋白质含量丰富的食物，少吃碳水化合物、脂肪含量高的食物，并适当进行运动。整个孕期体重增加以不超过12千克为宜，体胖者增7~8千克，体瘦者不应超过15千克。胎儿出生时的体重控制在3200克左右比较合适。

孕 9 月推荐食谱

赤小豆鲤鱼汤

材料　鲤鱼 1 尾（约 500 克），赤小豆 50 克，
　　　　陈皮 10 克，草果 1 个。

调料　姜片、盐各适量。

做法

❶ 先将鲤鱼宰杀，去鳞、腮及内脏，洗净。赤
　小豆洗净，浸泡 3 小时。

❷ 将鲤鱼放入锅中，加入适量水，烧开后，加
　入赤小豆及陈皮、草果、姜片，继续熬煮至
　豆熟，加入盐调味即可。

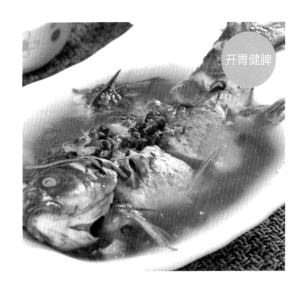

开胃健脾

山药糯米粥

材料　山药 50 克，糯米 100 克。

调料　白糖适量。

做法

❶ 把糯米淘洗干净，浸泡 3 小时。山药洗净，
　去皮，切小丁。

❷ 锅置火上，加入适量水煮沸，把糯米放入开
　水中慢煮，粥将熟时加入山药丁和白糖熬煮
　片刻，粥熟即可。

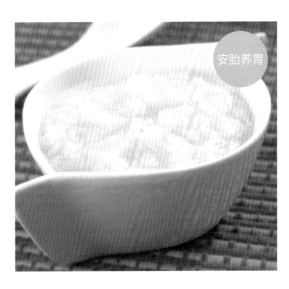

安胎养胃

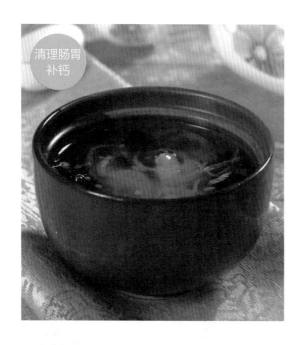

清理肠胃
补钙

木耳海参虾仁汤

材料 水发黑木耳 25 克，水发海参、鲜虾仁
各 150 克。

调料 香菜碎、葱花、姜丝、胡椒粉、盐、水
淀粉、植物油各适量。

做法

① 水发黑木耳择洗干净，撕成小朵。水发海参
去内脏，洗净，切丝。鲜虾仁洗净。

② 汤锅置火上，倒入适量植物油，待烧至七成
热，放入葱花、姜丝和胡椒粉炒香。

③ 倒入木耳、海参丝和鲜虾仁翻炒均匀，加适
量清水，大火烧沸，转小火煮 10 分钟，用
盐调味，加水淀粉勾芡，再撒上香菜碎
即可。

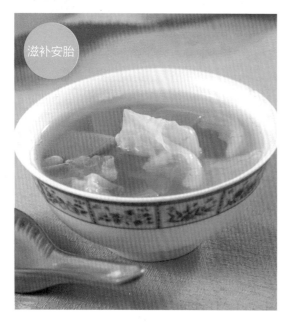

滋补安胎

南瓜蔬菜浓汤

材料 小南瓜 350 克，圆白菜 300 克，豌豆
100 克。

调料 盐、胡椒粉各适量。

做法

① 小南瓜去籽，削皮，洗净，切片。圆白菜择
洗干净，切片备用。

② 锅中倒入适量清水，放入南瓜片和圆白菜
片，大火煮沸，再转小火煮 30 分钟。

③ 煮至汤汁浓稠，再加入豌豆煮 15 分钟，最
后加入盐、胡椒粉调味即可。

孕妈妈做运动

缩紧阴道、分腿运动

　　孕后期由于胎宝宝变大，骨盆会产生明显的疼痛和其他不适。此外，会阴部有压迫感和小便频繁的情况也常有发生。通过以下的运动可以降低尿失禁的发病率，如果有尿失禁的情况，可以使用卫生巾。

◗ 缩紧阴道

　　第一步：平躺，吸气，同时慢慢地尽量用力紧缩阴道，注意不要把力量分散到其他部位（见图1）。

　　第二步：吸气时数到8，然后呼气，同时慢慢放松下来。重复5次之后改为侧躺休息。

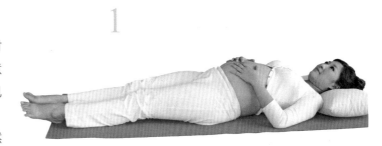

◗ 分腿运动

　　第一步：平躺，将膝盖向上举（见图2）。用嘴慢慢呼气的同时，按住膝盖并抬起上半身。

　　第二步：用鼻子吸气并恢复平躺姿势，重复5次之后改向一侧躺下休息。

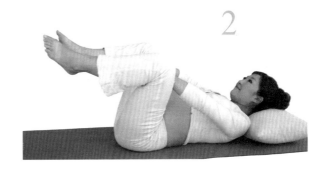

胎教课堂：散步胎教

散步胎教

孕妈妈多呼吸新鲜空气，可以活化胎宝宝的脑细胞，从而使大脑变得更加发达，感性能力也将得到明显的提升。为了能够经常呼吸到新鲜的空气，孕妈妈可以养成到空气新鲜的地方散步的习惯，这不会给孕妈妈造成负担，还可以补充氧气，是一种很好的胎教方式。

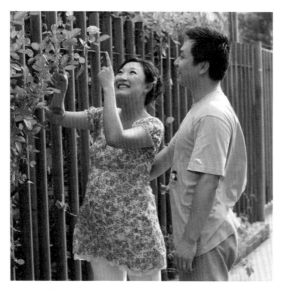

这个月胎宝宝已经在做出生的准备了。孕妈妈外出散步时最好让准爸爸陪同，以便随时应对身体可能出现的不适。

1 最好从怀孕第 16 周开始散步。怀孕早期活动过量往往会带来流产的风险，因此散步这项活动最适宜从怀孕的第 16 周开始。一天当中散步的最佳时间为上午 10 点到下午 2 点，这段时间孕妈妈的状态通常比较稳定，孕妈妈也可以根据自己的身体情况进行适当的调节，只要避开强烈的紫外线和自己饱腹的状态，在身体状况允许的情况下就可以出去散步。每天散步 30 分钟就可以取得良好的效果，一般来说每周最好散步 3~5 次。

2 腹部抽痛时要立即停止散步。孕妈妈在感到疲倦时很容易产生腹部抽痛的感觉，所以如果有了比较明显的疲劳感就要及时停止散步，可以休息片刻再继续走。如果出现冒冷汗或者眩晕的情况，应立刻前往医院接受检查。

3 散步前要确认自己的身体状态。散步前要先确认自己的身体状态良好，不存在任何不适。最好穿上较为舒适的鞋，开口宽敞、低面、弹性好的鞋子是最佳的选择。除此之外，孕妈妈还应该穿上袜子，这样能更好地保护足部。在出发前应先准备好大麦茶和矿物质饮料，以备散步时饮用，以防身体出现脱水症状。空腹散步会加速身体疲劳，所以最好在散步前 1 小时摄取适量的食物。

4 散步的地点。孕妈妈容易出现关节松弛、下肢抽筋等情况，为了避免受伤，散步地点最好选择在一些地面平坦的场所，注意不要走上坡路，否则会给腹部造成很大压力，相比之下在平坦的草地上散步是更好的选择。

5 进行呼吸锻炼。在用鼻子吸入长长一口气之后稍作停顿，然后随着"呼"的一声把气体从口中排出，这样一来可以让孕妈妈吸入更多的新鲜空气，二来发生阵痛时也需要用到与此类似的呼吸方法，可以提前练习。

6 正确的散步姿势。孕妈妈散步时应保持抬头挺胸、注视前方的姿势，步伐没必要迈得太大，要给双脚留出一定的自由活动空间。不要低头走路，否则会给颈部和肩膀带来很大负担。

孕 33～36 周胎教要点

) 情绪胎教

进入孕期的冲刺阶段，难免会有一些担心，所以孕妈妈这个月要着重调节情绪，做好产前的心理准备。孕妈妈可以根据自己的性格和爱好，通过唱歌、绘画、看电影等方式，一方面为胎宝宝进行胎教，另一方面消除自己的紧张、担忧情绪。

) 语言胎教

胎宝宝的听力已经充分发育，且对孕妈妈的声音已很熟悉，所以要一如既往地坚持语言胎教。试着用孩子的语气与胎宝宝说话，这样更能吸引胎宝宝的注意。

) 抚摸胎教

妊娠 9 个月时，胎宝宝表皮的大部分神经细胞已经具有接收信息的能力了，而且触觉越来越灵敏。所以在这一阶段，准爸妈轻抚肚皮可以给予胎宝宝触觉上的刺激，促进胎宝宝感觉神经和大脑的发育。

) 音乐胎教

相关研究指出，古典音乐能提供给胎宝宝良性的听觉刺激，对胎宝宝相当有益处。有学者指出，古典音乐，特别是巴洛克时期的音乐，会使精神更安定，所以准父母可以多选择这类音乐来进行音乐胎教。

本月聚焦：了解早产

早产是什么

在怀孕 28~37 孕周（196~258 天）发生的分娩称为"早产"，在此期间出生的体重 1000~2499 克、身体各器官未发育成熟的新生儿称为"早产儿"。

导致早产的原因

异常状况：子宫畸形、宫颈内口松弛导致子宫颈无力支撑胎宝宝和胎盘的重量，以及子宫肌瘤、胎盘功能不全、前置胎盘或胎盘早剥、羊水过多或过少、胎位异常、胎膜早破等异常状况可导致早产，需要尽早检查和治疗。

疲劳和压力：孕妈妈长时间站立、提重物或长途旅行后身体疲劳，会有早产的危险。睡眠不足和心理压力过大也可能会导致早产。

合并急性或慢性疾病：患有高血压、心脏病、糖尿病、肺结核、病毒性肺炎、病毒性肝炎、急性肾小球肾炎或肾盂肾炎、急性阑尾炎、高热、风疹等疾病的孕妈妈，妊娠后期早产的风险比较高；严重贫血的孕妈妈由于组织缺氧，子宫、胎盘供氧不足，也可发生早产；孕妈妈营养不良，特别是蛋白质不足及维生素 E、叶酸缺乏，也是导致早产的原因之一。

宫内感染：孕妈妈感染流行性感冒病毒或宠物身上的寄生虫，会通过宫颈或胎盘传染给胎宝宝，导致胎膜早破或子宫收缩，这时候早产的危险性高。

多胎妊娠或怀有巨大儿：多胎妊娠或怀有巨大儿的孕妈妈肚子非常大，胎膜容易因为无法承受压力而破裂，妊娠末期要特别小心，保证安全。

早产、正常分娩和过期妊娠时间表		
满 37 周	满 42 周	
早产	正常分娩	过期妊娠
28 周 1 天~36 周 6 天	37 周 1 天~41 周 6 天	42 周 1 天及以后

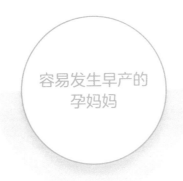

未满 20 岁的女性子宫尚未成熟，40 岁以上的女性子宫衰老，早产的危险性比较大

孕前体重过轻

怀孕时体重超过 80 千克

怀孕间隔过短（一般是指产后半年内再孕）

容易发生早产的孕妈妈

曾发生过早产、早发阵痛、妊娠早期或中期流产

曾有"子宫颈功能不全"的现象

有肾盂肾炎病史

有不良产科病史

生活习惯： 妊娠后期频繁的性生活易引起胎膜早破，是导致早产的较常见原因之一。早产与孕妇吸烟和过度饮酒也密切相关。

熟知早产五大征兆

1 周期性腹部紧绷和腹痛。早产除了分娩时间早以外，其他表现与正常分娩基本相同。妊娠 8 个月以后腹部频繁出现紧绷感，像石头或球一样硬硬的，有反复而规则的疼痛可以看成早产的征兆，要先安定下来后联络医生。

2 出血。出血对孕妇来说是危险的信号，不管是在什么时候发生，也不管量多量少。因为可能会感染，所以不要冲洗阴道，只需带上护垫尽快到医院就诊。

3 流羊水。阴道少量渗出或像小瀑布般流出清澈透明的水样液体时，可能是出现了胎膜早破，随后会开始阵痛，所以带上护垫后应立即去医院，就算医院很近也要坐车去，躺在车里并抬高臀部，尽量不要活动腹部。

4 痛经似的疼痛。感觉子宫口正在打开或腹部的膨胀感与平时不同有早产的可能，要在腹部疼痛时尽快去医院。

5 胎动突然减少或感觉不到。突然胎动减少或长时间感觉不到胎动，或做剧烈运动后突然停止胎动，或胎动减少伴随严重腹部疼痛时，要立即去医院。

早产的应对方法

1 一旦出现早产征兆，先放松心情（如深呼吸、听音乐），卧床休息（最好左侧卧）并观察，补充水分，可打电话到医院进行咨询。

2 若有见红及胎膜早破现象，应立刻就医。

3 若休息半小时后仍没有改善，应立刻到附近设有"新生儿重症监护病房"的医院就诊（因若早产儿出生后再转院，会错过急救黄金时间），以便及早接受更完善的检查、确定治疗方向并进行必要的处理，缓解早产危机。

有效预防早产的方法

1 注意保暖。孕妈妈若不注意保暖，血液循环不畅，对宝宝是不利的。夏天的时候，孕妈妈待在空调房间内时要穿长袖上衣和袜子，在房间里走动时或者在厨房干活时要穿拖鞋，地上要铺垫子。

2 减少性生活。有早产征兆的孕妇最好在妊娠后期避免性生活，即使进行性生活也要使用安全套，不要选择会压迫腹部的体位，禁止刺激乳头。

3 注意预防便秘和腹泻。便秘时用力会刺激子宫收缩，易导致早产。腹泻严重时也会在排便时刺激子宫导致收缩，需多加注意。

4 妊娠 8 个月以后不要用束缚带。使用束缚带会妨碍血液循环，使肢体发凉，导致子宫收缩，所以妊娠后期不要束腹或穿紧身的衣服。

5 不要让体重增长过快。体重增长过快容易诱发妊娠期高血压疾病，使胎盘的功能退化，胎宝宝无法很好地接收氧气和营养，早产的概率高，早期破水的概率也高。

6 有早产危险者，建议选择综合医院进行产前检查。有早产史的孕妈妈下一胎也出现早产的概率很高，需要通过定期检查来查看子宫和胎宝宝的状态。患有妊娠期高血压疾病或妊娠期糖尿病、怀有双胎等的高危孕妇尽量到可以进行早产儿治疗的综合医院做产前检查。

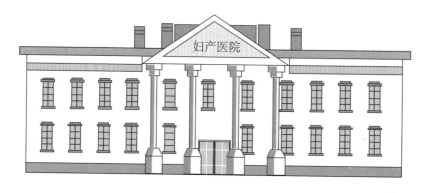

孕 37～40 周
就要出来和
爸爸妈妈见面啦

　　在第 10 个月，我还需要继续生长，以便能够更加独立地适应子宫外面的生活。现在我还要依赖妈妈给我输送源源不断的营养，让我长出更多的肌肉和脂肪，变得足够强壮，然后我就要离开温暖的小房子，开启新的生命历程啦。

第 37 ~ 40 周
马上就能和宝宝见面了

周数	胎宝宝的发育	孕妈妈的变化
第 ㊲ 周	◦ 胎宝宝继续生长着，体重在不断增加 ◦ 大量的皮下脂肪生成	◦ 胎宝宝向骨盆下端移动，有可能会造成痔疮 ◦ 子宫颈会变软变薄，警惕发生胎膜早破
第 ㊳ 周	◦ 通过胎儿监护仪能了解心脏的跳动情况，确认胎宝宝在宫内的安危状况	◦ 避免仰卧姿势，否则容易造成呼吸困难和恶心 ◦ 适当运动能缓解心肌缺血和情绪不安
第 ㊴ 周	◦ 肺部发育成熟 ◦ 胎宝宝所有的身体器官已经准备好了，此时出生的胎宝宝各种身体功能都能正常运作	◦ 胎儿位置的下降可能会使行走变得更加困难，注意控制体重的增长 ◦ 分娩后原来腹部膨大部位的皮肤上可能会留下白色纹路
第 ㊵ 周	◦ 胎宝宝几乎占据了整个子宫，没有空间活动了 ◦ 根据预产期，胎宝宝将会在这一周出生	◦ 腹部皮肤处于紧绷状态，可伴有瘙痒的感觉 ◦ 乳晕颜色变深，这在哺乳时能作为视觉信号，起到引导宝宝吸吮的作用

本月注意事项

- 保持良好的饮食习惯
- 根据自己的身体情况进行能促进分娩的运动

- 如有过早产经历，孕妈妈应严格禁止性生活
- 想吃甜食的话，可以选择香蕉、葡萄、芒果等

- 如想进行永久绝育，可在分娩后接受输卵管结扎术
- 均衡摄取营养，为母乳喂养打好基础

- 孕妈妈阵痛和分娩的状况不尽相同，要做好充足的心理和物质准备
- 阵痛发生后不限制进食，其间伴有恶心和呕吐症状是正常的

饮食注意事项

- 多食能强化膀胱功能的食物，如海带等
- 多摄取能促进乳汁分泌的食物，如鲤鱼、乌鸡等
- 分娩后，身体会比较虚弱，要及时补充营养

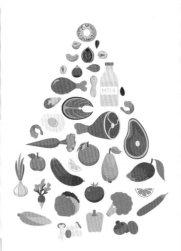

适宜做的运动

- 伸展大腿内侧肌肉可以为顺利分娩提供帮助
- 腹部有疼痛的感觉时要立即休息

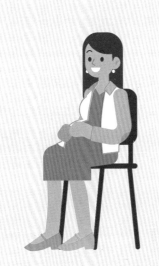

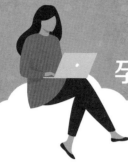

孕 37~40 周　周备忘录

1. 从孕 9 月开始，孕妈妈更要严格接受一周一次的定期检查。

2. 做好住院的准备，保持身体清洁，内衣裤应经常更换，分娩所需物品要放在谁都能看到的地方。

3. 记住丈夫或家属的紧急联络方式，还要记住去往医院的交通路线。

4. 外出时防胎膜早破，要携带卫生巾和母子健康手册。

5. 了解临产征兆。

6. 一旦见红并开始阵痛，就立即去医院。

7. 孕妈妈沉重的身体加重了下肢的负担，睡觉前可以按摩腿部或者将脚垫高。

8. 分娩需要消耗很大的体力，孕妈妈一定要提前做好准备。如果是初次分娩，无高危妊娠因素，准备自然分娩，则可准备易消化吸收、可口味鲜的食物，如面条排骨汤、面条鸡蛋汤、牛奶、酸奶、巧克力等。

9. 到了这个月，每天都要坚持数胎动，及时了解胎儿的生长发育情况。

完美准爸爸培训班

为妻子做好产前准备

在妻子临产的前一个月，准爸爸就要开始忙碌了，做好妻子产前的各项准备，迎接小宝宝的诞生吧。

1 清扫房间。在妻子产前，准爸爸应该将房间清扫好，保证房间的采光和通风情况良好，并尽量把房间布置得温馨、舒适一些，让妻子能够在一个清洁、安全、舒服的环境里愉快地度过产褥期。

2 拆洗被褥、洗衣服。在孕晚期，妻子的行动已经很不方便了，准爸爸应主动将自己家中的衣物清洗好，将被褥、床单、枕头拆洗干净，并在阳光下暴晒消毒以备用。

3 购置食物。准爸爸可以去超市买些挂面或龙须面、小米、大米、红枣、面粉、红糖，还要准备些鲜鸡蛋、植物油、虾皮、黄花菜、木耳、花生、黑米、芝麻、海带、核桃等，以保证孕妈妈的营养摄取。

4 购置洗涤用品。肥皂、洗衣粉、洗洁精、去污粉等应提前购置好。

检查入院清单及分娩物品

准爸爸可以按照以下入院清单核对一下物品是否已准备齐全。

◗ 入院时需要携带的物品

医疗证、身份证、母子健康手册、洗漱用具、拖鞋、换洗内衣、睡衣或开襟式睡袍、开襟外衣、笔记用品、毛巾4条、腹带1条、产妇垫巾1包、纸巾1盒、纱布2包、手帕2包、药棉2包、口罩、筷子、饭盒、哺乳期专用胸罩、零用钱和手机。

◗ 待产时应准备的物品

孕妇的病历及各种产前检查资料；前开襟的内、外衣各2套，棉质内裤4条，棉拖鞋1双，厚棉袜2双；棉质毛巾1条，面巾2条；卫生纸及卫生巾若干；帽子或头巾任选一种；盥洗用具1套；餐具；胸垫，可塞进文胸内以吸收溢出的乳汁；无菌药棉球或纱布若干，用于分娩后阴道分泌物的吸擦；矿泉水（带吸管）、软食；与分娩有关的书籍、杂志等能缓解分娩时紧张情绪的物品。

丈夫是最佳的分娩陪护人

产妇在生产时，最佳的陪护人应该是丈夫。丈夫陪在身边，可以帮助妻子克服紧张心理，有了丈夫的鼓励和支持，妻子顺利分娩的信心也会大大增强。丈夫可以分担妻子的痛苦，还可以分享宝宝降生的喜悦，这对于增进夫妻感情来说也是难得的好事。

帮助妻子顺利分娩，准爸爸能够做的事

1 与妻子一起参加产前训练班。丈夫与妻子可以一起参加产前训练班，一起了解分娩的过程，做好充分的思想准备，以尽量减轻妻子的压力和痛苦，帮助妻子顺利分娩。

2 缓解妻子痛苦的小妙招。

妙招一： 多鼓励、多安慰，用话语为妻子树立顺产的信心。不善于表达的准爸爸可以用行动来表示对妻子的支持和关爱。

妙招二： 为妻子按摩。在整个分娩过程中，通过对妻子背部、腰部、腹部等部位进行按摩，可以使妻子的疼痛得到缓解。

妙招三： 制造轻松的氛围。在阵痛的间歇，可以和妻子聊聊天、开开玩笑，缓解妻子的紧张情绪。

小贴士

- 怀孕时有异常情况或出现严重并发症的准妈妈最好选择在综合医院产科做检查或分娩。
- 根据家庭经济状况选择医院。
- 选择医院时还需要考虑地理位置，怀孕后，孕妈妈每月甚至每周都要做产前检查，如果路途遥远，会增大孕妈妈的负担。
- 选择有助产资质的医院，无论是综合医院还是妇幼保健院。

3 准备好充足的水、点心或妻子平时喜欢吃的小零食，最好再准备一些巧克力，以便随时为妻子补充能量。

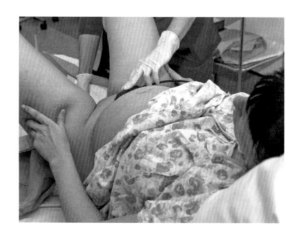

孕妈妈日常保健指南

认识顺产

正常的分娩时期是妊娠 37~42 周

顺产意味着在没有难度的时期分娩。在 37~42 周分娩即为足月产。在 37 周以前分娩就是早产，42 周以后分娩就是过期产。

胎宝宝的正常胎位是头位

顺产的胎宝宝胎位应该是头位，也就是头部在下。相反，头在上、脚在下的叫臀位，临产时若胎宝宝还没转成头位，在分娩时臀脚容易出来但头难出来，会给胎宝宝造成危险，所以胎儿臀位时多采用剖宫产。

自然分娩

顺产意味着没有出现难产或没有行剖宫产术，是自然分娩。能否进行自然分娩主要取决于胎头大小和孕妇骨盆大小是否相称，也与产道的形状和分娩时阵痛强度有关。产妇的骨盆较小或胎宝宝体重较大都会影响自然分娩。另外，胎儿臀位或横位、胎儿畸形、多胎妊娠、高龄初产、巨大儿等会增大生产风险。

顺产时间是 12~15 小时

分娩的理想时间为 12~15 小时。分娩时间过长，孕妈妈的体力下降，胎宝宝活动减弱，危险性高。分娩时间太短，宫口瞬间扩张，急产会造成母儿损伤。但所谓的理想时间仅为理论上的，具体还要受胎儿的头部大小、宫口扩张的时间、阵痛的强弱、宫缩剂或无痛分娩的应用等因素影响。只要胎宝宝自然、顺利地自产道娩出就是顺产。

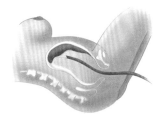

小贴士

○ 分娩过程中孕妇或胎宝宝可能会出现危险情况，最常见的是孕妇的骨盆窄或骨盆的形态很难让宝宝通过，宫口扩张受阻而无法进行分娩，导致阵痛时间长，分娩过程缓慢，甚至停止，这时需要手术助产，即通过产钳、胎头吸引或剖宫产结束分娩，这种情况属于难产。

妊娠后期需尽快治疗的症状

◐ 胎膜早破：尽快去医院

胎膜破裂了，连接胎宝宝和外界的通道打开了，被细菌感染的风险就会增大，使胎宝宝有危险，所以胎膜破裂时不要自行清洗，要立即去医院。铺上衬垫或毛巾后并拢双腿，抬高臀部，可以防止流出过多的羊水，因此在车上尽量保持臀高卧位，直至到达医院。胎膜早破容易诱发早产，胎宝宝会有危险，应尽量避免。

◐ 出血：深色、量多有危险

混着黏液的少量出血很快会停止，但如果持续出血，即使量少也得立即去医院。没有疼痛但突然出血，可能是前置胎盘；严重疼痛伴随出血，可能是胎盘早剥；有黏性分泌物且伴有阵痛或腹部坠痛是临产标志，应及时就医。

◐ 胎动异常：每小时不足 3 次有问题

孕妈妈可在就寝之前，身体处于舒服的状态时观察胎动。身体左侧卧，一小时胎动在 3 次以内，或 12 小时内少于 20 次，或胎动明显减少时，均应及时就医。

◐ 感冒、发热：病情持续会影响胎宝宝

得了感冒后要充分休息，吃营养丰富、好消化的食物，让感冒快点痊愈。如果持续发热，全身酸痛，皮肤上出现红点，耳后或脖子上的淋巴结肿痛，嗓子痛，眼睛充血，这可能是风疹的表现，应及时就医。妊娠早期高热（>38.5℃）可致畸，孕中、晚期高热会增加流产和早产的风险。

◐ 遭遇交通事故、摔倒：没有外伤也要去医院

孕妈妈摔倒后，即使没有外伤也得去医院进行检查。如果遭遇交通事故后肚子痛、硬或有出血，要马上去急救室。事故当天有胎动，但隔天胎动消失提示胎儿可能已死亡，所以事故后一星期内要注意观察胎动情况。事故后最少 2 天、最多 7 天内可以发现胎宝宝的异常。

妊娠后期应该注意的症状

◐ 腹部坠痛：周期性、剧烈的疼痛是危险的

若腹部坠痛在休息后没有得到缓解，而且与平时相比有不一样的感觉，有可能是早产、卵巢囊肿蒂扭转、胎盘早剥等的异常信号，特别是疼痛剧烈或伴随出血时得立即去医院就诊。

◐ 分泌物异常：深色、有异味是异常的

分泌物突然增多时，如果是淡奶油色的一

一般不用担心，但如果有异味、颜色为黄色或淡绿色、外阴部周围瘙痒，或阴道分泌物颜色深、呈黏状时要咨询医生，因为这可能不是单纯的分泌物增加，而是患了感染性疾病的表现。平时要经常清洁外阴部，预防感染。

呼吸困难：手脚凉或变湿要注意

若感到呼吸困难，且喘粗气、脉搏加快、心跳加快、手脚变湿等也出现时，就必须去医院。

头晕：脸色苍白，可能是贫血

一般头晕时只要打开窗户换换空气，侧躺着休息一会儿就会好转。但如果头晕没有缓解且伴有脸色苍白或指甲颜色苍白，则说明可能是贫血了。这种状态如果一直持续下去，分娩时就可能发生危险，因此要立即去医院接受治疗。

胃灼热：小心消化不良

妊娠后期出现胃灼热症状大多是由于胃部受到膨大子宫的压迫而产生的，但如果胃灼热持续数天无法缓解，要小心消化不良，应该去医院进行治疗。

头痛、身体肿、眼睛昏花要小心

妊娠后期若长时间持续头痛，还伴有眼睛昏花、恶心、呕吐、身体肿、后脑勺痛等症状，很可能是患了妊娠期高血压疾病，要及时去看医生。

腹泻：持续两天以上要去医院

长时间持续腹泻会导致脱水、营养不良，而且热量损失过多对母胎都有危险，还会导致早产，必须去看医生。

腰痛：伴随胎儿下坠感就是异常症状

孕妈妈要时刻注意腰部的保暖，按摩放松肌肉可以缓解腰部疼痛。用半身浴促进下半身的血液循环也是好办法。体重越重，腰痛越厉害，所以要控制体重。最好睡在较硬的床垫上，每天坚持做腰部按摩。若腰痛与平时的症状不同，能感觉到胎儿下坠，就应立即去医院检查。

腿抽筋、水肿：确认是否持续到早晨

临近分娩，下肢负担重，血液循环不畅，会导致腿抽筋或身体肿，这时候一般通过做适当的热身运动就可以解决。腿抽筋、水肿一般在晚上会更严重，早上有所缓解，但如果到下午还没有消肿或持续腿抽筋就要及时就医。

另外，如果按水肿处的皮肤后很难恢复原状或体重在一星期内增长 500 克以上，一个月内增长 2 千克以上，就要去医院检查。

掌握临产征兆

1 胎位固定。临产前，由于胎宝宝的头部已经下降到了骨盆里，胎位已经固定，随时准备降生，所以孕妈妈就会觉得胎宝宝安静了许多。这是正常现象，孕妈妈不必担心。

2 不规则宫缩。为分娩做准备，子宫会频繁不规则地收缩，常在夜间发作，白天好转，站立、活动后多发，休息后好转。孕妈妈常会因此感到腰酸和腹胀，也有人会觉得肚子发硬。

3 见红。在分娩前24~48小时，因宫颈内口扩张导致附近的胎膜与该处的子宫壁分离，毛细血管破裂经阴道排出少量血液，与宫颈管内的黏液相混排出的情况，俗称见红，是分娩即将开始的比较可靠的特征。

4 胎膜破裂。胎膜是环绕在胎宝宝周围的充满液体的囊袋。由于胎宝宝位置下降，先露部把胎膜顶破，羊水流出，孕妈妈会突然感到有水自阴道流出。在分娩的任何时候胎膜都有可能破裂，但是因为胎宝宝的头部已经进入骨盆，阻碍了羊水的涌出，所以孕妈妈大多会感觉羊水一滴滴地流出来。一旦发生这种情况，孕妈妈就要立即入院。

5 阵痛。临近分娩，子宫会开始收缩，把胎宝宝往产道方向挤压，这样孕妈妈就会感觉到阵痛。如果孕妈妈感觉到宫缩，可以先监测一下宫缩的间隔时间。如果宫缩没有规律或是有规律但间隔很长，那么这时离分娩还有一段时间，可以在家休息，等阵痛达到至少10分钟一次的时候再入院待产。在家休息时不用一直卧床，也可以适当下床走动，但不要做剧烈或使用腹肌的运动。

出现临产征兆后的应对法

如果孕妈妈出现了以上的临产征兆，不必慌张，因为大多数初产妇从最初出现临产征兆至真正分娩往往还有一段时间，可以从容地准备去医院进行待产。

当然，这并不意味着可以不用及时去医院，有些准妈妈因为怕去得太早，还得回家观察等待，所以一直坚持到无法忍耐的时候再去医院，这样是不对的。去早了可以让医生检查一下，这样可以更加放心，更何况还有分娩来得比预想的要早的可能性。

因此，只要孕妈妈觉得有些担心，就可以马上去医院。

了解产程

胎宝宝离开母体要经过三个阶段，医学上称为三个产程。这三个产程就是从子宫有节奏地收缩到胎盘娩出的全部过程，完成这三个产程，才算分娩结束。完成三个产程所需要的时间为初产妇5~10.5小时，经产妇2.5~5.5小时。

产程	介绍	持续时间	疼痛指数（1~10分）	助产人员的任务
第一产程	是指从规则阵痛到子宫颈口全开的阶段。根据子宫颈的扩张程度可分为潜伏期与活动期 潜伏期 子宫颈口扩张至约3厘米时，子宫会产生渐进式收缩，并产生规则阵痛 活跃期 此时期，子宫颈口从4或5厘米持续扩张至10厘米	潜伏期 初产妇和经产妇所需的时间并不相同，初产妇可能经历一段很长的时间才进入活跃期，经产妇则可能一发生阵痛，就进入活动期而准备要分娩了 活跃期 初产妇需经历4~8小时，经产妇为2~4小时	潜伏期 较低，为1~3分 活跃期 4~6分，当子宫颈口扩张接近10厘米时为疼痛最高点，此时疼痛指数达到8~10分	潜伏期 • 协助产妇转移注意力、多休息 • 照顾产妇吃易消化、营养丰富的食物，并供给足够的饮用水 • 记录宫缩情况，如什么时间开始、宫缩持续的时间、两次宫缩间隔多久、宫缩强度、吃的食物、呼吸情况等 活跃期 • 协助和鼓励产妇找出应对宫缩变化的方式 • 现在仍可照顾孕妇按需进食，并定时排空膀胱
第二产程	是指从子宫颈口全开到胎宝宝娩出的阶段。当子宫颈口全开以后，就进入第二产程，这时胎头会慢慢下降，产妇会感到疼痛，伴有腹胀、排便感。这时胎头逐渐经过一定的旋转而下降，最后胎儿娩出	初产妇 1~2小时 经产妇 0.5~1小时	这一阶段产妇疼痛稍微缓解一些，为6~8分，但宫缩越来越密集，宫缩时间越来越长。当宝宝下降时，胎头压迫骨盆，产妇会感到有向下用力的冲动，就像解大便一般，这种压力甚至会大到令产妇感到惊慌，会忍住不敢用力，怕胎儿掉出来	• 根据产妇的情况，调整产妇至适合的分娩姿势（半斜躺坐姿、蹲姿、侧卧等），以放松骨盆底 • 适时指导产妇用力方式、呼吸方式及身体姿势，给予信心和支持，直到宝宝出生
第三产程	指从胎宝宝出生到胎盘娩出的这段时间，等宝宝娩出后将脐带分离，再等胎盘剥离或协助胎盘娩出	5~30分钟	胎儿娩出，新妈妈如释重负	让产妇休息并与新生宝宝独处，以培养母子感情

孕妈妈营养饮食

孕 37~40 周的营养指南

孕 37~40 周，孕妈妈的饮食要丰富多样，每天保证食用两种以上的蔬菜，保证营养全面均衡。除非医生建议，否则孕妈妈在产前不要再服用各类维生素制剂，以免引起代谢紊乱。

孕妈妈可多吃富含蛋白质的食物，建议孕妈妈每天摄入优质蛋白质 85 克，为将来哺乳做准备。

分娩前，孕妈妈可以适当多吃些脂肪和糖类含量高的食物，为分娩储备能量，同时也不能忽视对体重的控制。每天保证摄取粮谷类 225~275 克，薯类 75 克，奶类 300~500 克，全谷物和杂豆占比不少于 1/3，还要注意粗细搭配，预防便秘。

产程中吃巧克力能帮助补充能量

孕妈妈在临产前需要多补充些热量，以保证有足够的力量应对分娩。孕妈妈可以吃些巧克力，有专家认为巧克力能够快速补充热量，被誉为"助产大力士"。

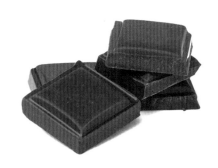

⇒ 吃巧克力的好处

1 巧克力营养丰富，含有大量的优质碳水化合物，能在很短时间内被人体消化吸收和利用，产生出大量的能量，供人体消耗。

2 巧克力体积虽小，但热量高，而且香甜可口，吃起来也方便。产妇只要在产程中吃一两块巧克力，就能在分娩过程中产生热量。

两个产程的饮食

孕妈妈分娩要消耗极大的体力。一般整个分娩过程要经历 12~18 小时，分娩时子宫每分钟要收缩 3~5 次。这一过程消耗的能量相当于跑完 1 万米或走完 200 多级楼梯所需要的能量，可见分娩过程中体力消耗之大。

◗ 第一产程的饮食

第一产程中并不需要产妇用力，但是此时需要孕妈妈尽可能多吃些东西，以备在第二产程时有力气分娩。所吃的食物应该以碳水化合物含量高的食物为主，因为它们在体内的供能速度快，在胃中的停留时间比蛋白质和脂肪短，不会在产妇宫缩紧张时引起恶心、呕吐等不适。食物应稀软、清淡、易消化，如蛋糕、糖粥等。

◗ 第二产程的饮食

多数产妇在第二产程不愿进食，可适当喝点果汁或菜汤，以补充因出汗而流失的水分。由于第二产程需要产妇不断用力，因此应吃高能量、易消化的食物，如牛奶、糖粥、巧克力等。如果实在无法进食，也可通过静脉滴注葡萄糖、维生素的方式来补充能量。

如果不及时补充能量，产妇就会体力不足，导致分娩困难，延长分娩时间，甚至出现难产。

孕妈妈可以准备一些巧克力，巧克力含有丰富的碳水化合物、脂肪、蛋白质、矿物质、维生素 B_2 等营养成分。巧克力中的碳水化合物能够迅速被人体吸收利用，补充能量。

不宜过多服用鱼肝油和钙片

怀孕后，不少孕妈妈为了优生，会盲目服用鱼肝油。但实际上，长期服用大剂量的鱼肝油会引起毛发脱落、皮肤发痒、食欲减退、感觉过敏、眼球突出、血中凝血酶原不足和维生素 C 代谢障碍等。

此外，孕妈妈也不宜大量补钙，过量的钙并不能为人体所吸收，反而会导致孕妈妈出现便秘及胃部不适。因此，怀孕期间不宜过量服用鱼肝油和钙片。

剖宫产前不宜进补人参

不少人认为剖宫产出血较多，会影响母婴健康，因此在进行剖宫产手术前通过进补人参来增强体质。其实这种做法非常不妥的。

人参中含有人参皂苷，有强心、兴奋的作用，服用后会使孕妈妈大脑兴奋，影响手术的顺利进行。此外，过量服用人参容易使切口渗血时间延长，对切口的恢复不利。

产后喝生化汤有讲究

生化汤是产后调理的常用方剂。生化汤到底是什么？新妈妈究竟该不该喝？该怎样喝？下面就来了解一下吧。

生化汤的组成及功效

生化汤主要由当归、川芎、桃仁、炮姜、炙甘草组成，其中当归可以养血补血，川芎可以行血活血，桃仁可以破血化瘀，整个方子的作用就在于养血、活血、补血、除恶露。

在胎儿及胎盘组织娩出之后，子宫靠肌肉的收缩让血管受到压迫而止血，若收缩不好，这些血管会持续开放而造成出血不止，若形成血块积在子宫腔内，影响子宫肌肉层的收缩，出血情况会恶化，所以维持子宫肌肉层的正常收缩是最重要的。接下来子宫内膜要好好地重建再生，这关系到将来再次怀孕。这个过程在产后 2~3 天即已开始，除了当初胎盘附着的部分以外，其余子宫内膜的新生多在产后 7~10 天完成。

胎盘附着部分的子宫内膜再生要更复杂一些，这部分的血栓块要先剥落，新的子宫内膜才能生长完整。一般剥落的过程需 2 周左右，有时甚至要 6 周，而生化汤的作用时间基本上就在这期间，所以生化汤的使用在产后 2~3 天开始，大多用至产后 7~10 天。

喝生化汤的注意事项

1. 喝生化汤不要超过产后 2 个星期，因为在这之后，生化汤反而会对子宫内膜的新生造成负面影响，新生子宫内膜不稳定，反而会造成出血不止。这也是生化汤最常见的副作用。

2. 由于在分娩过程中医生可能会使用子宫收缩剂，为了不要再加强它的效果，一般建议产妇待出院后再服用生化汤。故自然分娩者，多于产后第 3 天开始服用生化汤，而剖宫产者在使用子宫收缩剂期间都不能服用生化汤。生化汤一般为 1 天 1 剂，分早、晚两次服用，自然分娩者约服 7 剂，剖宫产者约服 5 剂，空腹喝效果更佳。

3. 能否使用生化汤一定要由中医师进行判断。如果产妇有产后感冒、发热、异常出血、咳嗽、喉咙痛、腹泻等情况须尽快回诊，由中医师判断是否适宜继续服用生化汤。

4. 妇女产后多虚、寒、瘀，生化汤药性偏温，为产后血虚受寒、瘀阻胞宫而设。如恶露过多，出血不止，血色鲜红夹瘀块，应在医生指导下对证用药，不可盲目服用生化汤。

5. 如果产妇在服用生化汤后发现出血量骤然增加，就必须及时停止服用，以免导致更严重的出血。生化汤不是产后常规用药，应在医生指导下使用，随证加减，对证施药，才会取得好的效果。

6. 新妈妈应遵医嘱服用生化汤，关注产后恶露的颜色、量、是否有臭味等，如恶露有变化要随时报告医生，积极寻找原因。对于有较大组织残留于宫腔者，应在使用子宫收缩剂和抗生素的同时进行清宫手术，以利产褥期的迅速恢复。

孕10月推荐食谱

萝卜丝鲫鱼汤

材料 鲫鱼1条（约250克），白萝卜250克。

调料 枸杞子、姜丝、盐、料酒、植物油各适量。

做法

① 鲫鱼去鳞，除鳃和内脏，洗净，抹上料酒，腌渍10分钟。白萝卜择洗干净，切丝。

② 锅置火上，倒入适量植物油，待烧至五成热，放入鲫鱼煎至两面的鱼肉变白。

③ 加枸杞子、姜丝和适量清水大火烧沸，转小火煮20分钟，放入萝卜丝煮熟，用盐调味即可。

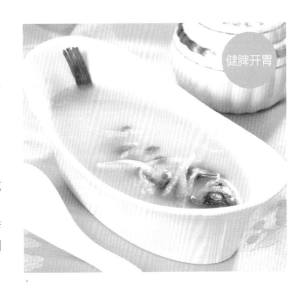

健脾开胃

鸡蛋炒黄花菜

材料 鸡蛋3个，干黄花菜20克。

调料 植物油、白糖、高汤、盐各适量。

做法

① 鸡蛋打入碗中，加适量盐搅匀。

② 干黄花菜洗净，泡发，切段，放入开水中焯透，捞出，沥水。

③ 锅内倒油烧热，倒入鸡蛋，炒熟，放入黄花菜、白糖、高汤烧开片刻即可。

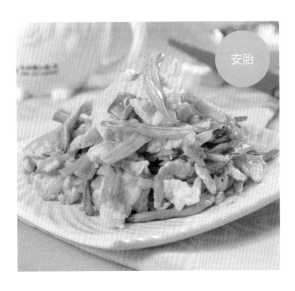

安胎

孕妈妈做运动

产前运动锻炼

盆底肌和骨盆是决定分娩是否顺利的关键部位，对这两个部位进行训练，能够帮助孕妈妈顺利分娩。

盆底肌训练

缓慢收缩： 吸气，然后再呼气，在此过程中紧闭肛门，就像在制止排便，同时紧闭尿道口，感觉像在憋尿。活动阴道周围的肌肉，一松一紧，一张一弛。坚持数分钟，然后缓慢放松，千万不要一下子松懈下来。缓慢收缩运动可以锻炼肌肉的耐力。

迅速收缩： 如果孕妈妈已经感觉到盆底肌在渐渐强壮起来，可以继续重复以上锻炼，加快收缩的速度。迅速收缩运动可以加强对盆底肌的控制能力。

缩肛： 此项运动可锻炼肛门括约肌，同时也可加强整个骨盆底肌的作用。其动作要领是有规律地往上提收肛门，然后放松，这一提一松就是缩肛运动。

让脐部紧贴脊背： 这个动作可以锻炼深横肌，应该结合盆底锻炼操一同进行，这样能让所有的肌肉都活动起来。站着或坐着的时候都可做这个动作，一只手放在腹部，另一只手放在乳房下方，用腹部吸气，想象一只气球慢慢充气的过程，然后呼气，同时吸紧脐部，也可以在吸气时挺起乳房，呼气时握紧乳房，慢慢吸气，缓缓呼气，再吸气，再呼出，保持盆底肌松弛。

松弛骨盆底部： 想象自己正在下行的电梯里，试着松弛下颌骨，感觉下巴自然下垂，嘴巴自然张开，然后轻轻收缩所有肌肉，再想象电梯回升，放松肌肉，结束锻炼。

骨盆训练

平躺式： 躺在瑜伽垫上，双膝弯曲，双脚放平。将一只手放在背后，另一只手搭在髋骨上。将背部压向瑜伽垫，这时应感到髋骨向后移动，臀部略微向上倾斜，保持5秒后慢慢放松。

站立式： 身体站直，双臂垂放在身体两侧。双膝略微弯曲，让骨盆倾斜，同时呼气。当背下部呈曲线时，臀部将会稍向下降。这时肩膀保持不动，移动骨盆，保持5秒，然后放松身体并恢复直立。

半蹲式： 抓住牢固的东西，将左脚置于右脚前，双膝稍屈，将身体降低，保持臀部收紧，背部挺直，然后站起，换另一条腿做一遍。

全蹲式： 保持背部挺直，双腿分开并尽量蹲低一些。尽量使脚跟触及地面，让脚跟与脚趾平均分担重量。

扭动式： 仰卧在床上，两腿与床面呈 45°，双膝并拢，带动大腿和小腿左右扭动。扭动时两膝好像在画一个椭圆，要缓慢而有节奏地进行。双肩和脚底要紧贴床面。然后左腿伸直，右腿保持原状，右膝慢慢向左倾倒。右膝恢复至原位后，换右腿伸直，左膝向右倾倒，两腿交替进行。

学习减轻分娩痛的辅助动作

孕妈妈可以练习以下 6 个分娩准备动作，为顺利分娩打下良好基础。

1 坐在矮的小椅子上，张开双腿，试着用力，请准爸爸协助支撑住双腋。注意全身放松，不要紧张，否则会加重阵痛，胎宝宝也更不易下降。

2 保持轻松的心情，将手放在椅子或台面上，腰部做画圆般旋转，这个动作可以减轻分娩过程中难忍的阵痛。

3 采用跪着或站立的姿势，并靠在协助者的身上往前倾，这样可以减轻分娩疼痛。

4 在阵痛间隙想要躺下来时，将膝部放在枕头上面，可以防止脚部抽筋。另外，在背下也可以放个枕头，这样可能会更加舒服。

5 双膝跪地，头部、胸部慢慢贴在地板上，抬高臀部。这个动作可以使分娩速度减慢，防止会阴由于没有充分伸展而出现裂伤。

6 在阵痛的间隙，可以靠在垫子上放松歇息一会儿，或将两手、两膝张开，与肩同宽，贴在地板上，采用自己觉得轻松的姿势，不过要避免向后靠坐的姿势，这种姿势会使身体重量落在尾骨上，限制骨盆的扩展，导致分娩不顺利。

分娩后的适当运动

阴道分娩的新妈妈产后 6 ~ 12 小时就能起床做轻微活动了，第 2 天可以在室内走动，做下面介绍的保健操。

1 深呼吸。用鼻子深吸一口气，再从口中慢慢吐出。

2 手指屈伸运动。从拇指开始，依次握起，再从小指开始依次展开。两手展开、握起，反复进行。

3 背、腕伸展运动。两手在前，握住，向前水平伸展。手向前伸展，背部用力后拽。两肘紧贴耳朵，两手掌压紧，坚持 5 秒后放松。两手在前相握，手掌向外，同样向前伸展，握掌，坚持 5 秒后放松。

4 颈部运动。仰卧，两手放于脑后，肩着地，只是颈部前屈。复原，颈部向右转（肩着地），犹如向旁边看，然后向左转。

胎教课堂：英文胎教

用英文来进行胎教，可能有些孕妈妈听到后会有点不知所措。英语学习是日积月累的过程，孕妈妈通过自己说英语等一系列方法，从胎儿时期起就为胎宝宝创造一个熟悉英语的环境，这就是英语胎教的意义所在。但是，这并不意味着我们通过英语胎教就一定能让宝宝拥有很高的英文水平，英语胎教更多地应该把重点放在"胎教"两个字上，用愉快、积极的心态去读英语文章、唱英文歌，对提升胎宝宝的智力有好处，并且能使其对英语有一种天生的熟悉感。

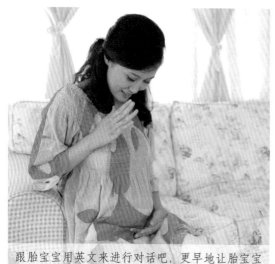

跟胎宝宝用英文来进行对话吧，更早地让胎宝宝置身于英语环境中。

从怀孕第 6 个月开始

胎宝宝一般会在怀孕第 6 个月的时候获得听力，他们能够听到孕妈妈的心跳声和说话声、准爸爸的说话声及其他或大或小的杂音。此时，胎宝宝对外部的声音做出敏感反应的同时，会将听见的内容储存在自己的脑中，这正是进行英语胎教的最佳机会。不过孕妈妈也不必拘泥于时间，只要有学习英语的意愿就可以随时开始胎教，没有必要把胎宝宝的发育情况当成唯一的基准。

英语胎教的方法

1 用英语和胎宝宝对话。对胎宝宝脑细胞进行刺激的最好方法就是胎谈，孕妈妈和准爸爸一起来和胎宝宝进行英语对话吧，不必觉得不好意思，就从最简单的"Good morning, baby"开始吧。孕妈妈可以一边抚摸着腹部，一边用英语传递自己的心声，慢慢地就会变得熟练起来了。

2 选择简单而有趣的英语教材。孕妈妈的英文基础不一样，兴趣爱好也有或大或小的差异，所以应该根据自己的情况选择合适的英语教材，比如简单有趣的童话书，尽量选择那些带有漂亮图片的图书，一边欣赏优美的图画一边读书，可以给胎宝宝的大脑带来更多的良性刺激。

3 在固定的时间带着感情朗读。孕妈妈每天进行英文胎教的时间最好相对固定，胎宝宝的听神经在晚上 8 点到第二天上午 11 点最为敏锐，所以孕妈妈应该尽可能地选择在这一段时间里朗读。孕妈妈可以一边轻轻抚摸腹部，一边有感情地朗读，准爸爸也应该积极地参与进来，因为准爸爸低沉的嗓音更容易引起胎宝宝的注意。读完之后，可以轻轻拍拍肚子并说上一些鼓励的话。

4 使用音像制品。如果孕妈妈在英语阅读方面没有自信，或者嗓子不舒服想休息的时候，也可以试着使用一些音像制品进行胎教。尽管孕妈妈自己朗读是最佳的选择，但是在实际胎教过程中，播放音像制品也可以对胎宝宝产生良好的影响。

5 唱英语歌。孕妈妈可以选择 *The ABC song*、*Edelweiss* 等脍炙人口的歌谣唱给宝宝听，准爸爸也可以一起合唱，这不仅会使孕妈妈心情愉快，表情舒展，还会将快乐的情绪传递给胎宝宝。也可以购买音乐 CD，或在网上搜索一些英文助眠曲，一边听一边学唱。

6 制作英文单词卡片。在较厚的卡纸上写下动物或其他物品的英文名称后读出来，或者以动物图片为素材试着编一些英文小故事讲给宝宝听。

孕 37~40 周胎教要点

❯ 情绪胎教

妊娠 9 月后，孕妈妈的身体会越来越沉重，孕妈妈可能会有些急躁，期盼孩子早日降生，尤其是临近预产期时，孕妈妈会变得急不可待。这种心情可以理解，但是孕妈妈要尽量控制自己的情绪，以免影响胎宝宝，多多珍惜最后的怀孕时光，让自己平静下来。

❯ 美育胎教

准爸爸可以带孕妈妈一起去美术馆欣赏画作，还可以一起看一看漂亮宝宝的照片，或者一起到风景优美的地方散步，这些都可以成为孕妈妈进行美育胎教的素材。孕妈妈还可以尝试为胎宝宝作画，这也是一项很好的胎教内容。

❯ 英语胎教

孕妈妈可以用柔和的声调给胎宝宝唱英文歌，也可以播放录音、唱片，让胎宝宝熟悉英语环境。

本月聚焦：提前了解剖宫产

随着现代分娩技术的进步，很多孕妈妈采用剖宫产的方式进行分娩。现代手术越来越安全，挽救了不少妈妈和宝宝的生命，但是对于大多数孕妈妈来说，自然分娩依旧是更好的选择。

剖宫产毕竟是个大手术，需要时间修复，因此如果不是有绝对的必要，还是应该尽量避免采用。

剖宫产的不利因素

1 手术会增加产妇大出血和感染的可能性，产后出现各种并发症的可能性是阴道分娩的 10 多倍，疼痛较剧，恢复时间较长。

2 剖宫产易诱发羊水栓塞，羊水进入血液会威胁产妇生命。剖宫产创伤大，给日后再孕带来了难度，即便 3 年以后再怀孕，子宫也存在破裂的可能性。

3 对宝宝来说，如果没有经过产道挤压，常会使胎肺中有液体不能排出，出生后易患新生儿湿肺，容易出现新生儿窒息、肺透明膜病等并发症。

4 从经济角度出发，剖宫产的手术和保养费用较高，是阴道分娩的 2~3 倍。

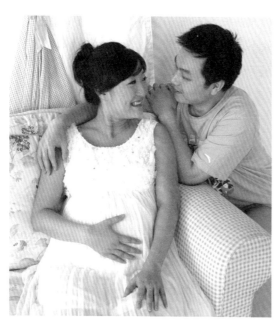

孕妈妈和准爸爸需要根据医生的意见结合孕妈妈的身体状况来选择分娩方式，权衡利弊，谨慎选择剖宫产。

可能需要剖宫产的情形

产程进展缓慢	初产妇的平均宫颈扩张时间比经产妇长，若产程中发生宫颈扩张迟缓或停滞、胎头下降受阻、阴道分娩产生困难时，必须实施剖宫产手术
前次剖宫产	一般来说，前一胎剖宫产后，再次妊娠及分娩会增加近1%的子宫破裂可能，若是直式的子宫剖开方式，则子宫破裂的可能会增加4倍左右，因此多会在进入产程之前安排好手术时间。前一胎采用子宫下段剖宫产横切术式者，医生会根据子宫瘢痕愈合情况、是否存在再行剖宫产术的指征等决定手术方式
胎儿窘迫	胎盘功能不良、吸入胎便，或是产妇本身患有高血压、糖尿病、子痫前期等并发症都会导致胎儿窘迫，大部分胎儿窘迫可通过胎儿监护仪监测到胎心异常，或是在超声波下显示胎儿血流异常，如果经过医师紧急处理后仍未改善，则应行剖宫产术迅速将胎儿取出，防止发生生命危险
头盆不称	产妇如果有骨盆结构上的异常，或胎头相对于骨盆来说太大，使得胎儿无法顺利通过产道，那么就应该采取剖宫产
胎位异常	初产妇在足月时胎位异常，比如胎儿臀位时，多以剖宫产为宜
前置胎盘或胎盘早剥	胎盘位置太低，挡住了宫颈内口，或胎盘过早从子宫壁剥离而造成大出血或胎儿窘迫等，都是剖宫产的适应证
孕妇本身有不适宜阴道分娩的疾病	比如子痫前期或患有严重的内科疾病（如心脏病等），经医生评估无法进行阴道分娩者，也需要选择剖宫产

分娩意味着新生命的降临，也意味着一个新的开始。新妈妈的
身体如何调养？产后该如何安排饮食？怎样做产后身体恢复？
让我们掌握科学的保健方法，开始产后调养之路吧！

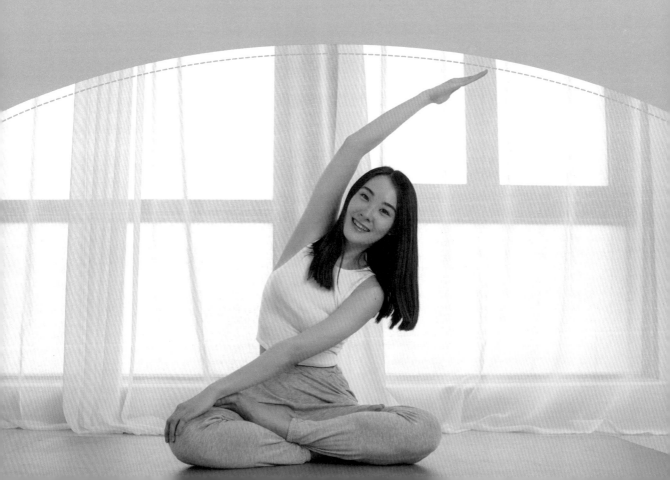

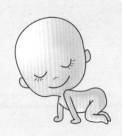

第三章

做好产后调养是
新妈妈保健的开始

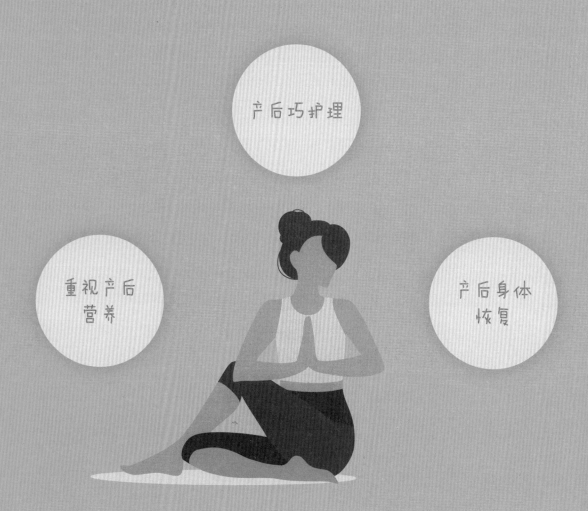

产后巧护理

重视产后
营养

产后身体
恢复

产后巧护理

分娩后，新妈妈的身体如不能恢复到产前状态，就会有不少的问题出现，如恶露不净、乳房下垂、抑郁等。掌握科学的产后护理知识，做好产后的保健工作，能让新妈妈快速恢复元气，保证身体的健康。

安全度过产后 3 个重要阶段

阶段 1：产后 24 小时

做盆底肌运动

动作：可躺在床上或在排尿时做。排尿时收缩而暂停排尿，然后放松使尿液排出，重复多次。躺在床上时则模拟该过程。

功效：有利于盆底肌功能的恢复，避免或减轻尿失禁、盆腔器官脱垂。

腹式深呼吸法

动作：仰躺在床上，把手放在腹部，当由鼻子慢慢吸气时，能够感觉腹部鼓起来；由嘴巴慢慢吐气时，缩紧腹部肌肉。刚开始只做2~3次即可，以免发生换气过度而导致晕眩、昏倒、刺痛感产生或视力模糊等。

功效：减轻背痛、静脉曲张、腿抽筋、水肿等。

阶段 2：产后 3 天

可向医生询问腹直肌情况，还可以通过下面的方式来检查：慢慢躺下，微微抬头，伸出手在肚脐下摸摸看有无柔软的团状物，若有这种团状物便表示有腹直肌分离现象。

如有腹直肌分离的情况，可以做下面的运动来矫正。

1　仰躺在床上，吸气，两手在腹部交叉，用手指把两边腹部肌肉聚拢，一面吐气，一面慢慢抬起头来，然后吸气，与此同时慢慢低头。重复3~4次。

2　平躺在床上，后腰向床板下压，同时吸气，然后吐气放松，刚开始重复3~4次，逐渐增加到12次，再增加到24次。

阶段 3：产后 42 天检查之后

在医生的同意下，可以开始恢复运动量比较大的运动了，比如散步、慢跑、游泳、有氧舞蹈、骑自行车等活动，但不要操之过急。

卧式锻炼：坐于床沿，双手握住床沿，上身后倾，做双腿并拢绷直向上抬起的运动。

双腿立式锻炼：仰躺在床上，双腿并拢伸直，双臂自然放松置于身体两侧，然后抬起双腿与床面垂直。

产后护理 7 大要点

1. 按摩子宫的方法。找到子宫的位置（肚脐下有一个硬块，即子宫），当子宫变软时，用手掌稍稍施力于子宫的位置作环形按摩。子宫若硬起来，表示收缩良好；子宫收缩疼痛厉害时，就暂时停止按摩，可采用俯卧姿势来减轻疼痛。

2. 观察是否有恶露。恶露是指产后子宫排出的物质，产后1~3天量多，颜色较红，以后颜色变淡，量也逐渐减少，10天后呈淡黄色，一般在产后4~6周会完全消失。剖宫产的新妈妈产后8周内可能会有少量阴道出血。

3. 小便。由于会阴裂伤痛及分娩时膀胱和尿道受损和受压迫，不少新妈妈会有小便解不干净的感觉。所以，新妈妈最好在产后2小时开始解小便。如果小便不通畅，需要通知医护人员及时处理，防止发生产后尿潴留。

4. 大便。不少新妈妈可能会出现便秘，故在产褥期应以食用易消化的半流质食物为主，特别注意多食富含纤维素的蔬果，适当进行床下活动，并养成每日排便的好习惯。

5. 母乳喂养。母乳中含有的各种营养物质最适合于新生儿的消化吸收，是新生儿首选和理想的食物。世界卫生组织建议产后6个月内实施纯母乳喂养。母乳喂养时，来奶需要几天的时间，新妈妈要耐心等待。

6. 活动。新妈妈第一次下床，可能会因为体位性低血压、贫血或空腹低血糖而头晕，因此最好在家属和护理人员的协助下进行。下床的动作要缓慢，最好先坐在床边上，没有头晕等症状的话再下床。剖宫产的新妈妈在手术后24小时宜下床活动，以促进肠蠕动，减轻腹胀，预防血栓性疾病。

7. 调整好情绪。不少新妈妈对给宝宝喂奶、换尿片、宝宝哭啼等产生挫败感，如再缺乏家人和医护人员的安慰和帮助，就更容易紧张、感到孤立无援，再加上睡眠严重不足，会影响新妈妈的情绪，严重的会在产褥期患上抑郁症。所以，新妈妈调整好情绪非常关键。

小贴士

○ 新妈妈必要时可以吃些火龙果、西梅等，以促进肠道蠕动。此外，也可使用开塞露来缓解便秘。

42 天健康坐月子

生完宝宝后，新妈妈的身体会频频出现状况，比如疲惫乏力、浑身疼痛、精神不振等，这些都是产后虚弱的表现，也是正常的生理反应。在正常的分娩过程中，胎儿及胎盘娩出以后，子宫就会有所恢复，胎盘剥离的创面完全愈合需要 6~7 周的时间，这段时间是生殖系统恢复的过程，因此产后必须坐月子，有助于恢复健康。

分娩当日

重点关注事项： 即使没有食欲，也需要进食。

产后 24 小时内出血不应超过 500 毫升（剖宫产不应超过 1000 毫升），否则为产后出血，应及时告诉医生。孕妈妈在分娩过程中消耗了大量体力，非常饿，产后容易发冷、打寒战，且产后因子宫收缩会出现产后痛，所以就算没有食欲也得吃一点。如果不方便直坐用餐，可以躺着或斜靠着进食。

过来人的经验之谈

☆ 非常累的情况下，要保障充足的睡眠。
☆ 因体力急剧下降，容易发冷，最好将室温调高一点，盖上被子，保持安静。
☆ 吃比较容易消化的食物。
☆ 最好在分娩后 4~6 小时排尿，这样能对宝宝通过产道时对膀胱的非正常压迫起到恢复的作用。
☆ 用热水弄湿毛巾，以 2 小时为间隔清洁外阴。可以使用坐浴盆或让家属帮忙，清洁后垫上护垫。
☆ 产后 0.5~1 小时给新生儿喂奶。鼓励按需哺乳。
☆ 回到产后休养室后，即使有产后痛，也最好在 24 小时内用正确姿势走路，这样能帮助子宫收缩。

产后第 2 天

重点关注事项： 分泌初乳，给宝宝喂奶。

新妈妈的状态比第 1 天好，但还有阵痛，尤其在哺乳时。经产妇的恶露更明显，血性恶露的量增多。新妈妈可以一个人去卫生间，但因为会阴部疼痛还比较明显，所以还是避免过量活动比较好。开始分泌乳汁时乳房变大、变硬，伴随疼痛，这时候要清洁乳头，将分泌的初乳喂给宝宝。分泌乳汁时，可通过按摩消除淤块，预防乳腺炎。

过来人的经验之谈

☆ 定期排尿才能快点清除体内"垃圾"。

☆ 新妈妈最好能自己处理恶露。

☆ 将乳头擦干净，用热的湿毛巾温柔地按摩，能有效促进乳汁分泌。

☆ 做产褥期体操来放松肌肉，能促进血液循环，也能促进恶露的排出。

☆ 新妈妈就算没有食欲也要食用高营养餐，每日可安排 4~6 餐，夜间喂奶辛苦，鼓励睡前加餐，每一餐都不要错过规定的时间。

产后第 3 天

重点关注事项：分泌乳汁；用按摩缓解胀痛。

正式开始分泌乳汁后会出现乳房胀痛，这时候不能停止授乳，最好能坚持用温热的毛巾来缓解胀痛。

在这一天，新妈妈的子宫内膜开始修复，产后痛减少，会阴痛也减轻，脉搏和呼吸恢复正常，活动也更加自然了。自然分娩的新妈妈出院时最好适当地多穿衣服，注意保暖，回家后要立即休息。注意勤换护垫和清洁外阴。不少新妈妈会冒冷汗，感到身体不舒服，要多注意休息，也要学会调节自己的情绪。

过来人的经验之谈

☆ 出院时，最好穿上长袖上衣和长裤，不要将手腕、脚腕等露出来。

☆ 剖宫产的新妈妈这时候会排气，排气前可吃点粥等半流食，排气后可正常进餐。

☆ 用热毛巾擦洗身体，条件允许的话可以淋浴，注意不要着凉。

☆ 即使母乳分泌不多，也要每天哺乳 8 次以上，这样能预防乳腺炎，加快子宫的收缩恢复。

☆ 正常就餐，多食富含维生素的蔬菜，适当多喝汤水，能预防产后便秘和痔疮。产后 3 天之内应当排便。

☆ 多走动，帮助产后恢复。

产后第 4 天

重点关注事项：维持适当室温。

室温如果太低，新生儿要将更多的能量用在维持体温上，影响其成长。

新妈妈母乳的分泌变多，食欲也会比较旺盛，为了哺乳要注意营养的摄取。随着食物摄取量的增加，新妈妈产后应该开始排便了，如过了 4 天还没有排便就要向医生咨询。恶露的颜色渐渐变为褐色，量也变少，有酸味，所以要勤换护垫，清洁外阴。

过来人的经验之谈

☆ 即使已经活动自如也不要做家务，不要长时间抱着孩子，以免过度劳累。

☆ 会阴缝合部位还没有完全恢复，排便时最好不要太用力。

☆ 易出冷汗，被弄湿的衣服要快点换下来。在室内也要穿袜子，注意保暖。

☆ 最好不要长时间开门、开窗，以免着凉。用温度计和湿度计来监测室内温度、湿度。

☆ 两侧乳房交替哺乳，让宝宝先吸吮一侧乳房，再换到另一侧乳房，直到自动松开乳头。下次哺乳让宝宝先从另一侧开始吸吮。

产后第 5 天

重点关注事项： 多食富含蛋白质的食物。

为了促进乳汁分泌，新妈妈最好多食富含蛋白质的食物，尽量让母乳中的营养满足新生儿的发育需要。此外，最好保持乳头清洁，可做乳房按摩。

子宫恢复到拳头大小，小便量开始恢复，褐色恶露的排出明显减少。在这一时期，要小心产后抑郁症的发生。

过来人的经验之谈

☆ 关注恶露情况，每天清洗外阴 2 次以上。

☆ 坚持按需哺乳，可做乳房按摩。

☆ 多和亲友交谈，能预防产后抑郁症。

产后第 6 天

重点关注事项： 哺乳量要恰当。

新妈妈开始分泌母乳，新妈妈和新生儿也开始熟悉母乳喂养。宝宝每天有 6 次小便，喂奶间隙宝宝睡眠安静即说明乳汁是充足的。

新妈妈分娩时出血容易导致贫血，产后 5 周左右贫血症状逐渐消失，在此之前可在医生指导下服用补铁剂。因贫血出现头晕时要躺下或蹲下，症状缓解后尽快就医。

此时进行全身冲洗有切口感染、会阴部开线等风险，可局部擦洗。可慢慢做产褥期体操，但不要过度劳累，注意多休息。

过来人的经验之谈

☆ 即便身体情况转好也不能开始做家务，注意不要把手放在冷水里。

☆ 洗头发时不要弯腰，最好躺着让家人帮忙进行。

☆ 产后可以在医生指导下继续服用怀孕期间没有吃完的补铁剂，预防缺铁性贫血。可以适量喝牛奶以补钙。

☆ 睡饱觉。睡眠不足容易延迟产后恢复。

☆ 通过阅读育儿书籍或请教有经验的长辈来熟悉照顾宝宝的方法。

产后第 7 天

重点关注事项： 社区医生要来家访了。

新妈妈可以在社区医生来家访时进行问题咨询。

自然分娩的新妈妈这时候差不多进入了恢复阶段，身体逐渐消肿，妊娠纹变浅，恶露的排出量也减少，但还没有完全恢复。新妈妈要保持情绪稳定，保证足够的睡眠。因为有时需要在半夜喂奶，所以白天最好能和宝宝同步休息。

过来人的经验之谈

☆ 可以开始做换尿布等简单护理。不要长时间抱孩子，不要过分劳累。

☆ 鼓励夜间喂奶，有利于乳汁分泌。

☆ 剖宫产的新妈妈可以出院了。

☆ 宫颈内口已闭合，可以坐浴了。

产后第 2 周

重点关注事项： 吃保养餐。

母乳喂养的新妈妈容易出现营养不良，所以要吃高营养餐，充分摄取蛋白质、无机盐含量丰富的食物和帮助乳汁分泌的鱼肉、鸡肉、鸡蛋等富含动物蛋白的食物。从生产当日开始多喝海带菜汤、芋头汤、骨头汤等，特别是海带菜汤，要坚持喝到产后第 4 周。

过来人的经验之谈

☆ 洗澡后在妊娠纹处和乳头处抹乳液或保湿水，可以预防皮肤皲裂。

☆ 如无法很好地分泌乳汁，先确认是否睡眠不足，睡眠不足容易导致乳汁减少。然后确认宝宝的吸吮姿势是否有问题，或吸吮的时间和次数不足。如调整后仍没有改善应尽快就医。

☆ 会阴切口愈合，恶露排出量减少，可用护垫代替卫生巾。

☆ 不要长时间站着，感到疲劳就躺下休息。

☆ 了解新生儿的睡眠规律，按照新生儿的作息规律调整自己的作息，与新生儿同步睡觉才能得到充分的休息。

产后第 3 周

重点关注事项： 可以做简单的运动了。

新妈妈排出的恶露减少了，身体也感觉舒服了不少，可以适当进行活动，但小心不要过度劳累。可以照看宝宝或换尿布了，但给宝宝洗澡等体力消耗大的事情还是要在家人的协助下完成。

过来人的经验之谈

☆ 注意会阴部清洁。

☆ 虽身体有所恢复，但还是禁止长时间弯腰。

产后第 4 周

重点关注事项： 产后初次月经。

产妇若不是纯母乳喂养就可能会来产后初次月经了。

怀孕时，孕妈妈因重心前移会出现腰痛，症状大多会在产后减轻，但分娩时的疼痛和产后照看宝宝的疲劳仍会让新妈妈感到腰痛。现在还不适合减肥，可以坚持做简单的热身运动或产褥期体操，不要为了哺乳过多地摄入营养，否则会导致营养过剩，体重下降不满意。

过来人的经验之谈

☆ 能使用清扫机、洗衣机的家务可以开始做了，但不要承担全部的家务。

☆ 社区医生要来做第二次家访了。

☆ 可以增加运动量，但要适度。

☆ 如果恢复顺利，可以适当淋浴，但因为有感染的危险，尽量避开大众浴池。

☆ 恶露逐渐减少。

产后第 5 周

重点关注事项： 可做简单家务。

新妈妈排出白色恶露，身体进一步恢复，基本可以回归怀孕前的生活。可以外出购物和做简单的家务，在照顾宝宝的同时抽时间阅读有关育儿的书籍。

过来人的经验之谈

☆ 就算没有到计划接受检查的日期，只要身体感到异常就要去医院。

☆ 可以用面部按摩和敷面膜来管理干燥、弹性减弱的皮肤。

☆ 开始进行饮食调节和产后体操锻炼。

产后第 6 周

重点关注事项： 如恢复得较快，可以进行夫妻性生活。

恶露完全消失，产后复查子宫恢复正常。身体状态基本恢复到与孕前一样，可以稳定地过夫妻性生活，但会阴部切口处或其他在分娩过程中过度撕裂的部位要注意避免出现破裂和感染，否则会感到剧烈疼痛。在此阶段即使产后初次月经还没有来也可能怀孕，所以要注意避孕。

过来人的经验之谈

☆ 骑自行车等简单的运动可以消除压力。

☆ 可以进行短途旅行了。

☆ 积极照看宝宝，每天带宝宝出去呼吸新鲜空气。

改善乳房下垂的秘诀

用胸罩矫正胸部形态

选择尺码合适的胸罩，胸罩带宽为 2 厘米左右，带和罩竖直连接。下部的金属丝能有效地固定胸部。

小贴士

○ 在产褥期，就算感觉闷也要坚持戴胸罩，这样才能有效预防胸部下垂。

不要洗桑拿浴

蒸桑拿会长时间出汗，皮肤会失去弹性，胸部下垂会更加严重。因此，新妈妈要避开桑拿房，冲洗时要用温水，可配合按摩胸部。

小贴士

○ 淋浴时，可以打开淋浴器，从胸部下方往上喷水，这样能促进胸部的血液循环，提高胸部弹性。

注意营养补充

蛋白质是参与女性体内激素合成与分泌的重要营养素；维生素 B_1、B_2 能帮助肌肉保持良好的状态；维生素 E 能有效地调节女性的激素水平。

用正确的身姿塑造漂亮的胸线

驼背姿势会放松支撑乳房的胸大肌，导致胸部越来越下垂。因此，新妈妈坐下后应挺胸，后背和臀部呈 90°；走路时上体稍微往后倾，挺胸，抬高胸部的重心。在抱宝宝时，不要让宝宝的屁股紧紧靠住胸部，要从下往上推着抱，让宝宝和胸部之间有一点距离。

小贴士

○ 能帮助提高胸部弹性的食物：金枪鱼、螃蟹、鸡胸脯肉、鸡蛋、豆奶、豆腐、低脂牛奶、酸奶、芦荟、玉米、豌豆、大豆、橄榄油、大马哈鱼、鲤鱼、牡蛎等。

一天做一次胸部体操

通过体操锻炼胸大肌，下垂的胸部会上挺，坚持6个月以上才会起效。

动作：跪坐，两手贴在地上，间距比肩膀稍宽，手掌向里，胳膊先弯曲再伸直。伸直胳膊时，膝盖靠拢，后背要平。一次反复做10遍。两手交叉，胳膊往上伸直等抬高两臂的运动也比较有效。

新妈妈保护乳房措施

新妈妈分娩后要及时给新生儿喂奶，在哺乳期一定要注意对乳房的保护，尤其是坐月子期间，要避免乳头损伤和乳腺炎的发生。

每天进行的胸部按摩

喂奶前柔和地按摩乳房有利于刺激泌乳反射。

注意乳房卫生，经常用温水擦洗，不要用肥皂、酒精等擦洗，以免引起局部皮肤皲裂。

用正确的姿势喂奶，让宝宝含着乳头和大部分乳晕。哺乳最好由两侧乳房交替进行。

喂奶结束后不要强行用力拉出乳头，以免引起乳头损伤，可轻按压宝宝下颌，待宝宝的嘴松开后再取出乳头。

学会正确的挤奶方法，避免引起乳房疼痛和损伤。

哺乳期要佩戴合适的胸罩，以改善乳房的血液循环。

胸部按摩操作

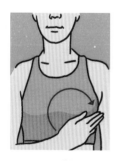 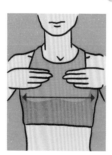 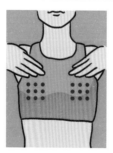 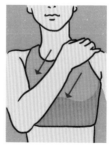 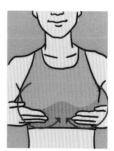

1 用手掌温柔地刺激胸部。用右手掌从外侧开始慢慢按摩左胸，左、右各10次。

2 推胸部肌肉。将手放在胸部上方，除拇指外其余四个手指从内向外地往两侧推。

3 刺激锁骨下方。手指并拢，稍用力按锁骨下方到胸部下方的部位，反复10次。

4 放松肩膀。右手抓住左肩，向胸部下方经过乳头沿斜线方向按摩。然后换左手按摩。

5 温柔地刺激胸部。手指并拢贴在胸侧，从外往里稍用力地慢慢按摩。反复10次。

预防及调理产后疾病

产褥感染

发热、腹痛、恶露异常。

原因分析： 分娩时，胎儿从产道出生，阴道或外阴部留下伤口，胎膜或胎盘脱落时在子宫壁留下大大小小的创面，细菌进入这些创面会诱发炎症，导致发热。

解决之道： 若持续高热应在医生的指导下服用抗生素或解热剂等，严重时要住院治疗。

护理要点： 外阴部保持清洁。发热时补充营养，充分休息，增强对疾病的抵抗力。因出汗较多，要充分摄取水分。可继续哺乳。

乳腺炎

乳房红肿、变硬，体温持续在 38℃ 以上，全身酸痛。严重时腋下淋巴结肿大，乳头流脓。

原因分析： 乳罩或衣服太紧、乳腺导管堵塞、乳头皲裂、疲劳、免疫力下降等会导致乳腺炎。

解决之道： 持续发热就要接受检查，遵医嘱服用抗生素和解热剂。

护理要点： 哺乳前后用热的毛巾敷乳房。症状轻时可让宝宝首先吸吮发炎的乳房，充分、有效的吸吮可以排空乳房，有利于炎症的消退。用热水冲洗或用热水袋敷乳房可以减轻疼痛。

尿失禁

打喷嚏或大笑、拿重物、做简单运动时身体用力后会禁不住流出小便。

原因分析： 分娩导致尿道括约肌松弛。自然分娩的初产妇比经产妇更容易出现这种现象。肛门或尿道周围的括约肌原本就弱或难产等更容易导致尿失禁。

解决之道： 一定要接受治疗。

护理要点： 做骨盆体操。用憋尿的动作让阴道收缩 3 秒，再放松。每次 10 遍，每天 5 次。要领是腿和臀部肌肉不用力。从每天 50 遍到每天 400 遍，坚持 3 个月后效果更好。

告别产后抑郁症

为什么会得产后抑郁症

受到了激素和环境变化的影响。孕期女性的激素分泌会持续增加，但产后48小时内随着胎盘的娩出，激素会急剧减少90%~95%，激素变化扰乱神经系统的正常工作，容易导致抑郁症的出现。

亲朋没有将注意力分给新妈妈。家人的注意力往往都集中在刚出生的宝宝身上，一定要注意不要忽略新妈妈的感受。

压力大导致睡眠不足。育儿产生的压力和睡眠不足容易导致情志抑郁。刚经历生产的产妇身体尚未恢复，加上宝宝每隔一段时间就要吃奶，使新妈妈睡眠不足，会时常觉得不耐烦。如新妈妈因不能很好地分泌乳汁而感受到压力或生活不称心，也会使新妈妈感到抑郁。

对自己是否能够当好妈妈感到不安，也容易导致产后抑郁症。

克服产后抑郁的方法

1 冷静地观察自己。新妈妈回想一下一天中郁闷的时间有多久，从什么时候开始郁闷的。如果几乎整天都感到郁闷，而且这种情况持续一周以上，就属于很难独自克服的情况，这时新妈妈要将自己的情况告诉丈夫，寻求解决方法。

2 坦诚告诉亲近的人实情。将自己的心情坦诚地告诉亲人是克服抑郁症的首要阶段。

3 偶尔吃一点巧克力或糖果。偶尔吃点甜食，心情会变好。为自己准备点零食，心情低落时就吃一点。

4 到户外转换心情。将孩子托付给亲友，自己一个人外出，或是跟朋友见见面，看看电影，让心情愉快起来。

5 为了自己和宝宝的健康，及时接受治疗。如果症状得不到缓解，并有更加严重的趋势，应及时咨询精神心理科专家，必要时应接受治疗。新妈妈可能会感到不好意思或觉得没那么严重，但抑郁症的治疗不仅是为了自己，也是为了宝宝以后的健康成长。

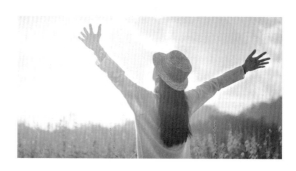

产后坐浴的要领

坐浴的功效

1 缓解疼痛和瘙痒。泡热水可松弛括约肌，减轻肛门疼痛，使肛门处的静脉血管扩张，从而消肿、减轻瘙痒感。坐浴对产后尿痛，以及合并感染时引起的血性恶露增多等有治疗效果，应在产后 7 天后进行。

小贴士

o 新妈妈如患有痔疮、肛瘘等各种肛门疾患，宜在医生指导下多进行坐浴，以化解肛门周围的淤血，减轻疼痛。

2 清洁会阴部及肛门周围皮肤。会阴部及肛门浸在热水中能去除周围皮肤上的异物，杀菌解毒，减轻疼痛，有助于产后恢复。

3 消除水肿。热蒸气可扩张肛门周围的血管，促进血液循环，缓解因分娩出现的水肿，减轻疼痛。

4 缓解腰痛和关节痛。坐浴能促进下腹部血液循环和淋巴循环，活血化瘀，缓解疼痛。

5 洁净皮肤。子宫或卵巢出现异常，脸上会出现痣等色素沉着。坐浴能促进下腹部的气血循环，使子宫和卵巢健康，减少皮肤问题。

6 分解腹部脂肪。坐浴能促进下腹部的血液循环，除去体内"垃圾"，还能帮助分解腹部的脂肪。

坐浴的方法

1 每天 2~3 次，每次 10 分钟。一般来说，恶露会持续到产后 4 周左右，侧切切口 1 周左右愈合，但缝合线吸收要 1 个月左右。坐浴要坚持到恶露结束、切口愈合好、无不适时为止。坐月子时，每天进行 2~3 次，每次 10 分钟左右的坐浴比较合适，最好在睡觉前或排便后进行。

2 用煮开后稍放凉的水。坐浴用的水温度在 40~42℃ 最合适，应煮开后适当放凉再使用。向可以浸没臀部的浴盆中倒入 2/3 左右的水，坐浴过程中，水温下降时需要补充热水来维持水温。

3 反复伸缩括约肌。将浴盆放在马桶上，侧切切口浸泡在水中，在脖子和后背围上小毯子，反复伸缩括约肌，直至全身出汗，促进气血循环。

4 坐浴后用柔软的毛巾擦干或吹风机吹干切口附近皮肤。坐浴后应尽快将切口附近皮肤擦干或吹干以预防溃烂。会阴切口处使用的是特殊的缝合线，所以要用柔软的毛巾轻拍着擦拭或用吹风机吹干切口附近皮肤，才不会出现异常。使用吹风机时，应距皮肤30厘米左右，并用最弱的风将切口附近皮肤吹干。

5 在医生指导下使用药材。使用艾叶、益母草、蒲公英或蛇床子等药材熬水，加在1∶5000 高锰酸钾坐浴用水中，蒸气升到会阴部对子宫的恢复有帮助。

坐浴注意事项：

第一，水里不要放盐或消毒剂。

第二，出血严重的新妈妈要控制好坐浴时间。

第三，不要超过10分钟。经常长时间坐浴会使肛门溃烂，有副作用，一般以每次10分钟为宜。皮肤敏感或有溃烂者每次只进行2~3分钟。

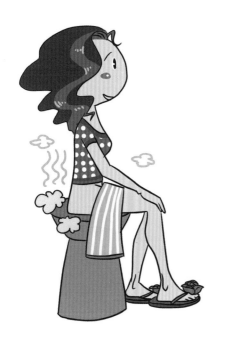

小贴士

- 艾叶：有杀菌作用和温散效果，可促进血液循环。
- 益母草：可利尿消肿，活血调经，有助于促进血液循环。
- 蒲公英：杀菌，促进血液循环，可消肿散结，利尿通淋。
- 蛇床子：对下腹部冷痛、宫冷不孕等有效。

重视产后营养

　　自从产房出来的那一刻起，新妈妈就要开始关注营养问题了。产后的饮食营养对新妈妈产后的身体恢复和减肥塑身都起着不可忽视的作用，还直接关系到新妈妈是否会留下后遗症。所以，新妈妈产后一定要学会用饮食来保养身体。

产后饮食原则

精——量不宜过多

产后过量饮食只会让新妈妈的体重增加，因此要控制好量。如果是母乳喂养，奶水很多，食量可以比孕期稍增，最多增加 1/5 的量；如果奶量正好够宝宝吃，食量可与孕期相等；如果没有奶水或是不准备母乳喂养，食量与非孕期持平就可以了。

杂——食物品种多样化

产后进食品种应多样。进食的品种越丰富，营养就越均衡和全面。

稀——水分多一点

乳汁的分泌是新妈妈产后对水的需求量增加的原因之一。此外，新妈妈出汗较多，体表的水分挥发量也大于平时，体内容易缺水。所以，新妈妈可以适当多喝汤、牛奶、粥等。

软——以细软食物为主

新妈妈吃的饭要煮得软一点，少吃油炸、坚硬的食物，不少新妈妈产后体力透支，会有牙齿松动的情况，过硬的食物对牙齿不好，也不利于消化。

用高蛋白食物增强体力

对新妈妈有益的高蛋白食物有鲤鱼、黑鱼、黑豆、藕等。其中，含碘、钙等矿物质多的食物能帮助子宫收缩，还会使骨骼和牙齿坚实。鲤鱼和黑鱼能增强肾脏的功能，也对消肿有效。

避开冷硬食物

冷、硬、坚韧、油腻的食物进入人体后会产生对身体不好的物质，使产后恢复缓慢。特别是冷食，会妨碍血液循环和消化功能，不利于生理功能的恢复。

多补充铁，预防贫血

产后一般有 500 毫升左右的出血，为了补充血液，新妈妈要充分补铁。铁的不足容易引起产后贫血，也会对喝母乳的宝宝的发育产生影响。因此，新妈妈可以多食动物肝脏、鸡蛋、瘦肉、鱼等富含铁的食物。

有利于产后保养的食物

整个产褥期：裙带菜汤或海带汤

多喝裙带菜汤或海带汤，对子宫收缩和止血有比较好的作用，能帮助安定情绪；汤中碘的含量比较高，能促进母体中甲状腺激素的合成；汤中矿物质和维生素含量丰富，热量低，不会造成肥胖。

产后：肉汤

肉汤中蛋白质和钙含量丰富，能促进乳汁分泌。产后就可以开始喝，坚持喝 2 个月左右。

产后第 2 周：鲤鱼

鲤鱼中富含蛋白质和易被消化吸收的脂肪、维生素 B_1、钙等，能促进乳汁分泌，预防贫血，帮助排出积在体内的瘀血。鲤鱼加大米、大蒜和生姜熬煮，对产后体虚及消化障碍、关节痛、发热、畏寒等有效。

产后第 3 周：老南瓜

老南瓜易消化，有消肿、养胃的功效，对胸闷、口渴有效，能安定情绪，有助眠功效。产后易出现排尿异常和下肢水肿，若产后 3 周左右仍没有缓解，可以适当多吃一些南瓜以减轻症状，也能预防产后肥胖。

产后第 4 周：黑山羊

黑山羊有暖身、补气、保护内脏、抑制疼痛的作用，适合出冷汗、手脚发凉的新妈妈食用，特别对产后下腹和腰部疼痛有效。黑山羊性热，所以生产后立即吃反而有害。食用后如果出现肚子胀、大便红等，就要立即中断食用。

食物	功效
小米粥	营养丰富，优于精粉和大米
面汤	可以用挂面、细面条或薄面片下汤，再加番茄、鸡蛋，增加营养
牛奶	蛋白质含量高，容易被人吸收利用，帮助新妈妈恢复，促进乳汁分泌
鸡蛋	含有脂肪和铁，有强身作用，还可促进乳汁分泌，帮助宝宝成长
肉汤	刺激食欲，促进乳汁分泌。可以多喝牛肉汤、排骨汤和鸡汤等
鲤鱼	促进子宫收缩，除瘀血
鲫鱼	和中补虚，渗湿利水，温中顺气，有消肿胀、利水、通乳的功效

不同产妇的饮食要点

阴道分娩新妈妈饮食

选择阴道分娩的新妈妈要多喝水，在分娩的当天进食要清淡，多食容易消化的食物来保证足够的热量和水分摄取，并帮助产后恢复。

剖宫产新妈妈饮食

选择剖宫产的新妈妈，在手术当日麻醉药物作用消失后即可食半流食（一般在术后 6 小时）。到第二天，在肠道排气之前，可进食如藕粉汤、稀粥、萝卜汤、煮得较烂的面条等半流质食物，但注意不能吃甜食及牛奶等，以免引起肠胀气。一般到术后第三日，多数新妈妈已经排气，并可以开始下地活动了，这时可吃普通食物，但要清淡、易消化、富有营养。

小贴士

○ 新妈妈在饮食问题上，既要注意饮食的多样性，保证各种营养物质和热量的供给，也要防止营养过剩，避免产后体重过度增加而导致肥胖的发生。

新妈妈饮食四忌

1 产后忌滋补过度。分娩后为补充营养和有充足的奶水，新妈妈都比较重视饮食滋补，但要控制好度，营养过剩会使奶水中脂肪含量增高，容易造成婴儿肥胖，还会影响宝宝的消化功能。

2 产后忌马上节食。产后马上节食容易损伤身体，母乳喂养的新妈妈产奶会消耗大量能量和营养物质，在一定意义上有减肥作用。这些消耗的能量和营养物质一部分来自每日的饮食摄入，一部分来自妊娠 9 个月体内储存的脂肪的消耗。因此，每日的饮食应合理搭配，不应节食，以免影响乳汁的质和量。

3 产后忌喝高脂肪含量的浓汤。喝高脂肪含量的浓汤容易影响新妈妈的食欲和形体，而且也会增加乳汁中的脂肪含量，新生儿、婴儿不能耐受和吸收，容易引起腹泻。

4 产后忌吃辛辣温燥的食物。辛辣温燥的食物会助内热，使新妈妈"上火"，出现口舌生疮、大便秘结或痔疮等情况。因此，新妈妈饮食宜清淡。

产后身体恢复

　　不少刚生下宝宝的新妈妈就开始塑身旅程了，不过即使再想恢复昔日的身材，也不能通过节食来减肥。不妨试一试本节介绍的产后恢复的方法，简单有效，没有副作用。

产后腰背部自助减肥法

1 俯卧于床上，按摩者将两手掌同时置于产妇后背正中线两侧，用手掌缓慢用力，由内向外横推，自背至腰部反复推5～10分钟。按摩者用手在背部至腰部肌肉丰厚处提捏，反复操作2～3分钟，以局部稍发热为宜。

2 俯卧，按摩者将两掌根一起放在产妇两侧肺俞（第3胸椎棘突下旁开1.5寸处）上，用力向下推摩至腰骶，反复5次，以脊柱及两侧皮肤稍发热发红为宜。将两拇指置于两侧肝俞（第9胸椎棘突下旁开1.5寸处）、胃俞（第12胸椎棘突下旁开1.5寸处）、膀胱俞（第2骶后孔旁开1.5寸处）上，用力点揉半分钟，以被按摩者感觉局部有酸胀感为宜。

3 俯卧，按摩者将右手拇指放在产妇的大椎（第7颈椎棘突下凹陷处）上，由轻渐重用力点按1分钟后，改为按揉，顺时针揉100次，逆时针揉100次，以被按摩者感到有气向下行为佳。

4 俯卧，按摩者将两手掌放在产妇的腰背部，有节奏地拍击腰部，上下反复3～5分钟，以被按摩者感觉腰背皮肤稍灼热为宜。

5 仰卧，按摩者两手掌分别置于产妇内踝尖上，由下往上推摩下肢内侧到大腿部，反复3～5分钟，同时点按三阴交（内踝尖上3寸，胫骨内侧缘后方凹陷处）、阴陵泉（小腿内侧，胫骨内侧髁下凹陷处）、血海（股骨内上髁上缘，股内侧肌中间，髌骨内上缘2寸处），以被按摩者下肢内侧有酸胀感、皮肤发热为宜。按摩者将被按摩者双腿平直抬起与身体呈90°，放手，嘱被按摩者慢慢放下双腿，反复10次。

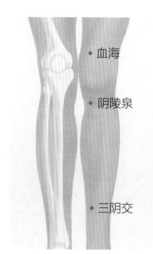

血海： 屈膝，大腿内侧，髌底内侧端上2寸，股内侧肌隆起处。

阴陵泉： 小腿内侧，胫骨内侧髁下方凹陷处。

三阴交： 内踝尖上3寸处。

产后塑臀操

腿部运动

平躺，双手平放。双足配合呼吸轮流向上举起30°，吸气时脚上举，呼气时脚放下。

小贴士

○ 新妈妈在做该运动时，注意膝盖与脚尖均应伸直，不可屈曲，刚开始锻炼时速度宜放慢，熟练后再根据身体情况加速。

转臀运动

平躺，双脚并拢，屈膝。双肘平放，双膝向左下压地板，再向右下压地板。

小贴士

○ 下压双膝时，脚尖应尽量定住不动，这样效果更佳。

美臀运动

双手抱左膝，将左膝靠向腹部，再换右膝。再以手抱双膝，同时靠向腹部。

小贴士

○ 两腿可以交替做，也可以同时做，能美臀，并收缩小腹。

爬行运动

双手撑起上半身，双腿屈膝，趴于地上，类似擦地状爬行。

小贴士

○ 新妈妈运动时可用护膝，以免膝部受伤。

臀部按摩

自然站立，将手置于臀部，由上往下推，或由下往上推。

小贴士

○ 由上往下推有助于局部细胞活化，可增强肌肉弹性；由下往上推能美化臀部曲线。臀部按摩宜双向进行。

瑜伽帮你秀出小蛮腰

梨式

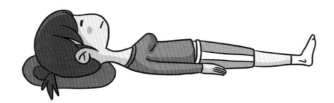

1 平直仰卧，腿并拢，手放在体侧，掌心向下。

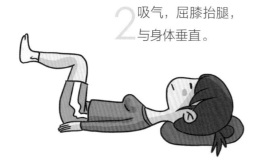

2 吸气，屈膝抬腿，与身体垂直。

3 呼气，将双腿抬起，双脚伸过头顶，臀部、下背部会自然离地，如身体柔软，脚趾会碰到地面。保持 10～15 分钟，缓慢规律地呼吸。

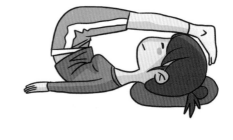

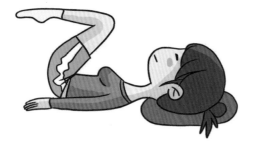

4 还原时，膝部屈曲，感觉脊柱一节一节地展开，直到臀部再次贴回地面。

三角式

1 身体直立，双腿分开，稍宽于肩。

2 右脚向右侧转 90°，左脚向左侧转，脚跟在一条直线上，双臂平举，与地面平行。

3 呼气，向右侧弯腰，过程中保持双臂与身体呈 90°，侧弯时避免腰部以上身体向前倾。右手放在小腿前侧，双臂成直线，扭头向上看。保持 20 秒，自然呼吸。

4 吸气，慢慢回到起始姿势，换左侧重复以上动作。

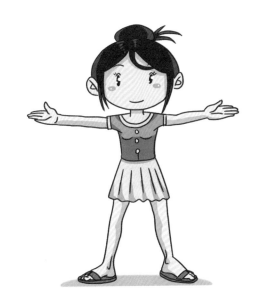

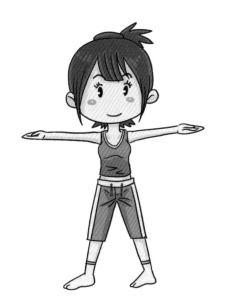

站式

1 双腿分开，稍宽于肩，双臂平举。

2 呼气，右脚向右转 90°，左脚稍向右转 15° ~ 30°。屈右膝，直至大腿与地面平行，小腿垂直于地面，头部向右转，眼睛注视右手指尖，保持 30 秒。

3 吸气，伸直右腿，恢复起始姿势，换左侧重复以上动作。

面对刚刚降临的宝宝，新妈妈常常有种手足无措的感觉，总想把最好的给宝宝，可很多时候不知道该怎么做。

　　怎样进行母乳喂养？新生儿不吃奶怎么办？怎样给新生儿补水？新生儿有黄疸、吐奶等情况时该怎么办……让我们一起来了解一下吧！

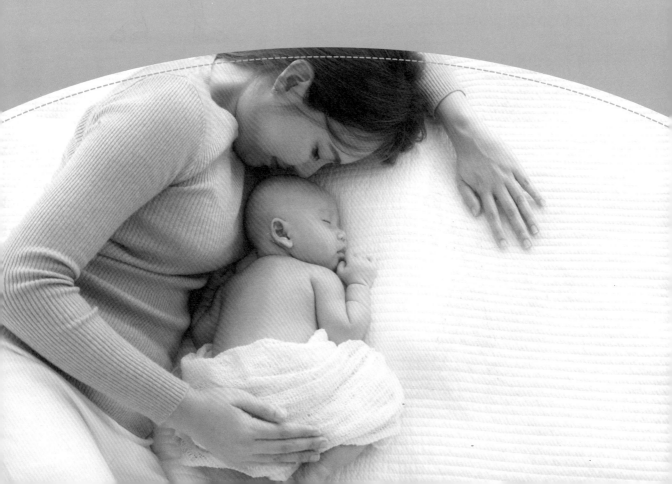

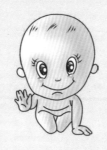

第四章

迈出养育新生宝宝
的第一步

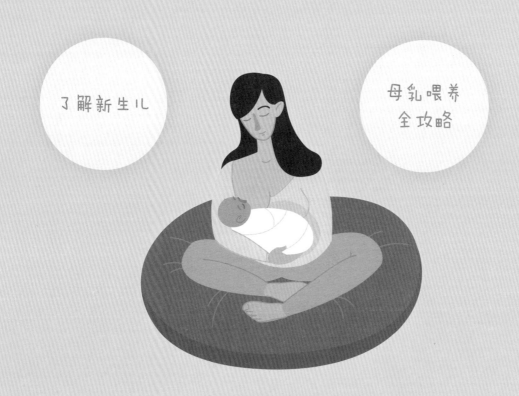

了解新生儿

母乳喂养
全攻略

了解新生儿

　　新生儿是娇嫩的，是想让人放在手心里来呵护的，但不少新妈妈会对如何照看宝宝感到迷茫。本部分介绍有关新生儿的身体发育特征和护理要点，解决让新妈妈紧张的新生儿代表性问题，告诉新妈妈初为人母最想知道的育儿知识，解决新妈妈在护理宝宝的过程中遇到的问题。

新生儿的身体

新生儿是指从刚出生到出生后 4 周的小儿。胳膊短、腿短、头大的四等身，握拳的手，蜷着的胳膊和腿是新生儿的身体特征。

身体代表特征

体重一天增加 30 克

宝宝虽然"只知道吃和喝"，但这对宝宝的生长发育极有好处。新生儿出生后体重会减轻（减少的量不超过出生体重的 10%），这主要是因为排出了出生时体内带着的水分和胎便，且还没有吃到母乳。但慢慢地，随着母乳喂养量的增加，新生儿体重在产后 7~10 天可恢复到出生体重，满月时以增加 600 克为正常。

一年之内告别四等身

新生儿的体重一般是 3.0~3.5 千克，男婴的平均体重比女婴的重。新生儿的平均身长是 50 厘米左右，头围比胸围大，属于四等身。随着生长发育，宝宝的肢体会变长，出生后 1 年之间身长可以增长 25 厘米左右，渐渐接近正常的身体比例。

反射反应

轻轻刺激手掌，新生儿会无意识地紧握手指，用手指轻轻刺激新生儿的嘴角就会嘟嘴，这类反射叫作"原始反射"。到出生后 5~8 个月，孩子的大脑发育至自己可以控制身体活动时，这种原始的身体反射就会消失。

身体各部位的特征

1 前囟。额头和头顶之间的菱形柔软部位即为前囟。新生儿的颅骨间隙没有完全闭合，所以头顶柔软的部位没有骨头，可见呼吸似的活动，孩子哭或紧张时会稍微凸出。另外，前囟的存在也为日后大脑发育留下了生长空间。宝宝在 12~18 个月时前囟会完全关闭。

2 头发。有的新生儿头发多，有的头发少，头发的颜色也不尽相同。宝宝在接近 100 天时开始掉胎发，到周岁时长出正式的头发。偶尔会看到宝宝的头上有头皮屑一样的东西，这是胎脂，很快就会消失。

小贴士

○ 在囟门完全关闭之前，不要过度挤压这个部位，注意保暖。

3 眼睛。新生儿对光比较敏感，不过因为大部分时间都在睡觉，难以完全看到眼睛。宝宝的虹膜呈黑色或褐色，有时候还会有结膜充血。宝宝这时还不能看到蓝色系的东西，只能看到红色系的事物。宝宝最能看清事物的距离是 25 厘米左右，是妈妈抱着宝宝时的距离。出生后 2～4 周形成焦点，到 6 个月时才能好好看清事物。

4 耳朵。有的宝宝的耳朵形状有些奇怪或左右不对称，这是因为在狭小的子宫里耳朵会被压住，但这种情况会很快恢复正常。如在宝宝耳朵中看到像耳垢一样的东西，不能随便使用棉棒进行清理。给宝宝洗完澡后，记得用纱布擦干耳朵里的水。1 周大的宝宝对细小的声音也会有反应，被吓到后会眨眼睛。

5 嘴。新生儿嘴唇周围和舌的感觉很灵敏，家长把手指贴在宝宝的嘴周围宝宝就会转到手指的方向，想要去舔。出生后 2 周味觉就会急速发育，新生儿能感觉到全部的酸甜苦辣味道。偶尔嘴唇上会起水疱，但不用担心，这些水疱大多会自行消失。

6 胸。手贴在新生儿的胸部会感觉到心脏的跳动，一般是 120～160 次／分钟。男宝宝和女宝宝的胸部都会有点膨大，这是妈妈体内的激素通过胎盘影响到宝宝的乳房的缘故，有时摸起来会感觉有些硬，偶尔还会有母乳似的分泌物泌出，但不用过于担心。

7 指甲。在妈妈肚子中的时候宝宝就在长指甲，所以有的宝宝的指甲挺长的。宝宝的指甲像纸一样又薄又软，但非常尖锐，容易将脸部划伤，所以最好及时剪掉。

8 皮肤。新生儿皮肤上附着一层白膜似的光滑胎脂。足月出生的宝宝皮肤光滑且胖嫩，但足底皮肤细纹比较多，弹性小，躯干皮肤偶尔可以看到皮下血管。由于宝宝的血液循环功能没完全发育成熟，手、脚等离心脏较远部位的皮肤有时会发青。宝宝在哭时，皮肤有时会突然变红，出现红斑点，但很快又恢复到原来的肤色。

小贴士

○ 新生儿的后背、耳垂、腮颊上会盖着柔软的汗毛，摸上去有毛茸茸的感觉。这些汗毛会在出生后 1 年内如胎发一样掉落。

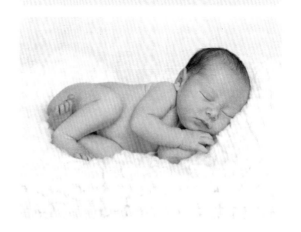

新生儿容易出现的问题及解决策略

1 吐奶。孩子吃奶后吐奶是常见问题。周岁以前的宝宝贲门（连接食道和胃的地方）括约肌不发达，贲门容易打开，胃内容物易通过打开着的贲门涌出来，所以每天会吐奶2~3次。

解决之道： 如果宝宝正常成长，体重也正常增加，就没有什么问题。但如果宝宝不喝奶，持续呕吐还伴随着腹泻就得接受治疗了。

2 暗绿色的胎便。宝宝出生后1~3天拉的黏黏的暗绿色便便是胎便，不用过于担心。

解决之道： 宝宝出生后1~3天拉的胎便是暗绿色的，包含了在妈妈肚子里时积在肠里的羊水、细胞、胎脂和汗毛等。随着母乳喂养的进行，宝宝的大便逐渐变为淡黄色。

3 体重减轻。出生后2~4天宝宝的体重稍稍减轻。

解决之道： 宝宝吃奶少，排出了胎便和水分，所以体重有所减轻，低体重儿的体重下降更明显。一般来说，宝宝在开始吃奶后体重逐渐增长，1周后就可以恢复到出生时的体重，以后会每天增长30克以上，满月时增长600克，以后每月增长750克即为正常。

4 皮肤脱屑。新生儿出生后2~3天皮肤上会有白色脱屑。

解决之道： 不要因为脱屑看起来不干净就刻意将它们抓下，否则反而会刺激皮肤，最好等其自然脱落。

5 女宝宝阴道出血。女宝宝在出生后3~4天时阴道可能会排出白带，甚至会出血。

解决之道： 受自胎盘进入的来自母体的激素的影响，女宝宝阴道会有少量出血或白色分泌物。看到血，不少爸爸妈妈会害怕，但其实这是正常现象，不用过于担心。不过，如果出血量多或出血时间长就需要接受检查了。

6 脐炎。分娩时切断的脐带过段时间会变硬、变黑，一般出生后7~10天会自行脱落，但如果10天以上还没有脱落，脐带下面会出现炎症，导致肚脐下出现余肉，变得黏黏的，还会流脓，严重时还会流血。

解决之道：一般可在给宝宝洗完澡后，用75%酒精棉棍给肚脐消毒，注意保持清洁就能治愈。脐带流脓时用75%酒精消毒后，可涂擦消炎软膏，若周围皮肤发红，应及时就医。

7 新生儿黄疸。新生儿胆红素代谢异常，胆红素蓄积在体内，就会引起黄疸。

解决之道：75%左右的新生儿在出生后几天内出现黄疸症状，如没有其他异常，黄疸可在1周后消失。症状严重的需要接受蓝光治疗，可以降低胆红素水平。

8 绿便。宝宝的便便根据身体状态的不同而不同。宝宝胃肠蠕动较快，胆汁与食物残渣混合，空气与便便接触而变色，就成为绿便，沾着黄便的尿布放在空气中会变绿也是如此。

解决之道：如果宝宝拉绿便，但没有伴随其他症状就不用太过担心。一般来说，喝母乳的宝宝的便便呈黄褐色，味道小，稀到误以为是腹泻，排便次数也比较多。喝奶粉的宝宝的便便呈浅黄色，味道重。

9 赤尿。新生儿有时会排砖红色小便。

解决之道：新生儿小便色红大多是尿液中的尿酸盐结晶导致的，不用过于担心。一般来说，男宝宝出现赤尿的情况会比女宝宝多。

10 腹绞痛。新生儿突然哭得非常厉害，需要考虑腹绞痛的可能。

解决之道：新生儿可能因消化功能较弱而无法吸收母乳或奶粉中的蛋白质而出现腹绞痛。这种情况一般在出生后3个月就会自然好转，必要时应及时就医。

11 新生儿眼屎。新生儿出生后1~2周泪腺没有充分发育，眼屎多且经常流泪，所以很多孩子在出生后几天内睁不开眼睛。

解决之道：新生儿眼屎虽然非常常见，但如果量持续增多或出现结膜充血就要当心发展成结膜炎，需要接受检查。此外，家长在摸宝宝的脸前要先洗手，眼屎多时要用生理盐水擦眼睛，必要时可在医生指导下用药。

12 "胎热"。有的新生儿会出现皮肤干燥、粗糙、红肿或起疹子的情况，非常痒，严重时还会出现水疱，抓挠后会结痂。

解决之道：每天温柔地冲洗皮肤一次，室内环境要保持清洁，尽量不要养宠物。需要注意的是，这种情况在干燥的冬季或潮湿的夏季更为严重，宝宝情绪不安或压力太大时也会加重。

小贴士

○ 给宝宝擦眼屎时，要先弄湿纱布或毛巾，绕在自己的食指上，从宝宝的眼尾开始向前擦。

13 头皮血肿。宝宝的头部在通过狭窄的产道的过程中受到挤压，颅骨和骨膜之间有出血，因此出现血肿。

解决之道： 头皮血肿大部分在出生后2周~3个月可消失，其间血肿及其周围慢慢变硬，不会导致头部变形，也不会产生副作用。若血肿表面的皮肤上有伤口，可在医生指导下抹抗生素软膏后轻轻盖上消毒纱布，以防引起炎症。

14 腹泻。

解决之道： 拉稀便不等于腹泻，要确认大便中是否混有黏液，同时注意每天的排便次数。如果便有点稀或每天排便2~3次，只要宝宝的状态好、食欲好，就不用过于担心。但如果腹泻且高热，宝宝没力气，大便混杂着黏液或血等，就要立即接受检查。

15 便秘。排什么样的便有时比排便次数更为重要。喝母乳的宝宝有的只要吃完奶就排便，有的则可能好几天都不排便，这都可以看作正常情况。但如果宝宝在排便时表情很痛苦且大便非常硬就要小心便秘了。一般吃母乳的宝宝排的便不会是硬球状的。

解决之道： 没有好好吃奶，或因呕吐等原因严重影响了进食，或人工喂养的宝宝容易出现便秘。应尽量坚持母乳喂养6个月，喂养时要注意适当补充水分。

16 新生儿痤疮。新生儿可能会出现黄色油光的皮脂痤疮，这是孕妈妈体内过多的雄激素通过胎盘传入胎宝宝体内或新生儿自身雄激素水平过高导致的。

解决之道： 新生儿痤疮通常是暂时性的，不要搔抓或挤按，必要时可在医生的指导下用温水清洗干净后涂上药膏。

17 尿布皮炎。有的小宝宝的臀部常会出现红色的小疹子或皮肤变得比较粗糙，这种情况也被称作"尿布疹"或"红屁股"。

解决之道： 因为一直穿着尿布，所以新生儿的屁股一直沾着小便或其他排泄物。小便中的氨容易诱发皮炎。出现疹子时，要偶尔拿下尿布，在空气中干燥皮肤，也可以抹上一些宝宝专用的乳霜。为了预防尿布皮炎，要经常换洗尿布。

给宝宝换尿布

宝宝从出生后即开始排尿。乳汁充足时每天小便6次以上。

换尿布是每天都要进行的工作。下面就来学习换尿布的方法吧。

小贴士

○ 换尿布时不要过分拉拽宝宝的腿，否则会导致脱臼，最好用抬起宝宝屁股的方式来换尿布。

换尿布的方法

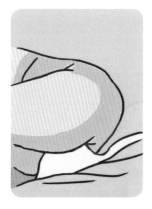

1 从宝宝屁股下面伸进手，用手掌托住宝宝，稍稍抬起屁股，在屁股下铺上新尿布。屁股放在尿布中央靠前的位置。

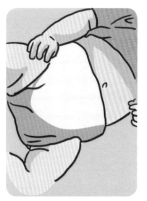

2 调节尿布的高度，不要盖住肚脐，留下一点空间左右对称地贴紧。男宝宝的阴囊下面容易潮湿，要轻轻往上推一下阴囊，再穿上尿布。

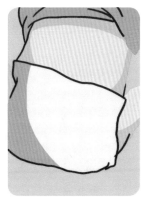

3 肚子和尿布之间要留点空间，后背要刚好与尿布贴合，这样宝宝会感觉更加舒服。

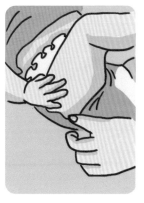

4 大腿处的尿布没有褶或集中在一侧的话，大小便很容易漏出，所以最后需要做的是检查一下尿布是否太松或太紧。

给新生儿洗澡

洗澡的注意事项

1 以每周洗 2~3 次为好，时间以每次 10 分钟为好，最好在上午 10 点至下午 2 点进行。新生儿出生后 1 周还有脐带感染的危险，所以要进行局部清洗，待脐带全部脱落后再洗全身。

2 为宝宝洗澡时，室温宜为 24~26℃，洗澡水温度控制在 38~40℃，以妈妈的肘部浸在水里感到暖和为宜。

3 不要用香皂洗脸，最好用清水。

4 准备好热水和洗浴用品备用，不要让新生儿着凉。

5 做好给肚脐消毒的准备，纱布、毛巾等要放在够得到的地方。将洗完澡后准备换上的衣服以上衣、尿布兜、尿布的顺序叠放。

6 洗完澡，穿好衣服后就要开始做肚脐护理了。消毒结束后，要露出肚脐待其变干。

7 洗完澡后可适量喂奶。

洗澡准备

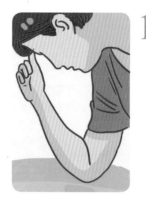

1 试洗澡水的温度：在浴盆中准备好洗澡水，洗脸盆里准备好最后冲洗用的水，用手肘试水温。

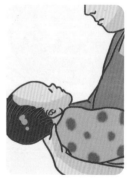

2 抱起宝宝：给宝宝脱完衣服后立即放到水中会吓到宝宝，所以要围着毛巾，一手托住脖子，肘部夹住屁股，另一只手为宝宝擦洗。

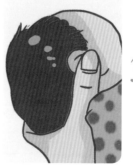

3 堵住耳朵：耳朵里进水会导致中耳炎等疾病。家长用托着脖子的手的拇指和中指分别从两耳后方将耳郭压向前方，盖住外耳道，防止进水。

擦脸、洗头发

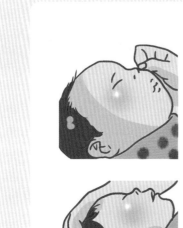
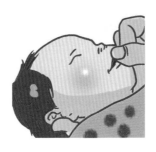
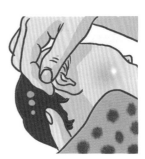
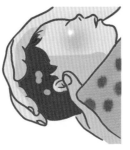

1 擦脸：以眼睛、鼻子、嘴巴、耳朵的顺序擦脸。在宝宝闭眼的状态下从里往外擦去眼屎。

2 洗头发：弄湿宝宝的头发，将洗发液在手上搓出泡泡后，从前往后地抚摸着洗头发，用手指温柔地按摩头皮。耳朵只轻擦外耳道部分。

清洗全身

放入浴盆： 拿下围着孩子的毛巾后将脚慢慢地放入水中，让宝宝坐在一边。

清洗顺序： 若家长是右撇子就用左胳膊，若是左撇子就用右胳膊，托住孩子的后背和脖子，按脖子、腋下、肚子、胳膊、手、腿、后背的顺序给孩子洗澡。

冲洗、擦干

冲洗： 洗完澡后，小心地把准备好的冲洗用水倒在宝宝的肚子上冲洗，最后将身体浸在干净的水里 10 秒左右再把宝宝抱出来。

擦干： 把宝宝放在毛巾上，用毛巾围住全身，轻拍擦干。胳膊和腿要按摩着擦，手指要张开着擦。

给宝宝穿衣服

给宝宝穿衣服和脱衣服时速度不要过慢，避免使宝宝受凉。在给宝宝穿衣服时，要托住宝宝的屁股和脖子，让宝宝觉得舒服。

穿衣服前

1 剪下新衣服的商标。将新生儿新衣服上的商标剪下来，如果是贴在里面的更要彻底剪下来。长期接触商标会使皮肤红肿。

2 新衣服用清水漂洗。新生儿的衣服，特别是内衣，最好用干净的水漂洗后再穿，以去掉可能附着在上面的灰尘或异物等。不要用洗涤剂，使用清水即可，这样接触起来会感觉更清爽，也更容易吸汗。

穿衣服的要领

1 最好选择领子宽的衣服。宝宝的头比较大，可以选择领子宽或开襟的上衣以便穿脱。

2 开襟衣服翻过来穿。给宝宝穿开襟衣服时可以提前把衣服翻过来，将孩子的手穿过翻过来的袖子，将衣服从家长的胳膊移动到宝宝的胳膊上，就翻成正面了，再把其余部分反过来就能很容易地将衣服穿上了。

3 将内衣和外衣叠在一起后一次性穿上。内衣和外衣分着穿会比较辛苦，将内衣和外衣叠在一起一次性穿上更简便，宝宝的胳膊更容易通过袖子。

4 扣摁扣儿时最好将自己的手垫在下面。扣摁扣儿时若直接用力容易伤到宝宝娇嫩的皮肤，所以家长应将自己的手指伸到扣子下面或将衣服向前拉起后再用力。

不同月龄的穿衣法则

0~3个月：宝宝在温暖的被窝里度过这一时期，只穿产衣或是用围巾围住就可以了。有的宝宝在换衣服时会被吓一跳，这通常是一种神经反射的表现，这时家长可以握住宝宝的手或胳膊让宝宝安心。

4~6个月：宝宝会不停地动，睡觉时也会动，所以要给宝宝穿怎么动也不会露肚子的衣服，如连体服等。

7~12个月：宝宝爬或走的动作明显增多，所以宝宝会出很多汗。家长要注意经常给宝宝换衣服，可分着穿上衣和下装。

抱宝宝的方法

从床上抱起时

1 托住头颈和屁股。妈妈把一只手伸到宝宝的头颈下方，用全手掌托住头颈，另一只手伸到宝宝的屁股下面（见图1）。

2 妈妈稍弯腰，将宝宝拉向自己的方向抱起来（见图2）。

喂母乳时

1 摇篮抱。这是哺乳的基本姿势，妈妈将宝宝放在大腿上，用手肘的内侧托住宝宝的头部，让宝宝侧躺后拉过来抱好（见图3）。

2 胁抱。这种方法适用于奶水多的妈妈。用喂奶一侧的胳膊垫住宝宝的屁股，另一只手托住宝宝的头部（见图4）。

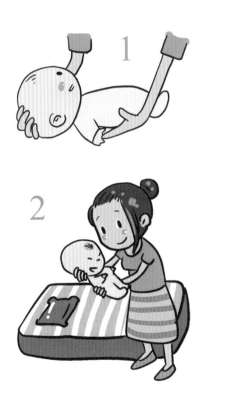

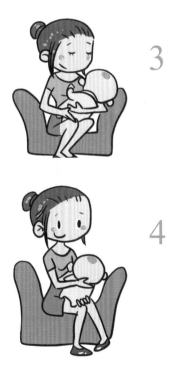

放下睡着的宝宝时

1 妈妈抱着孩子跪坐在地上（见图 5）。

2 身体前倾，先把宝宝的屁股放在床上（见图 6）。

3 将宝宝的头放在枕头上（见图 7）。

4 放下宝宝后为了不让衣服硌到宝宝的后背，需要给宝宝整理一下衣服（见图 8）。

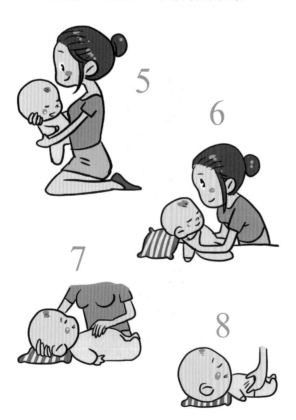

将宝宝递给对方时

妈妈将一只手放在宝宝两腿间托住屁股，另一只手托住宝宝的脖子和肩膀。从宝宝的头开始慢慢放到对方手上（见图 9）。

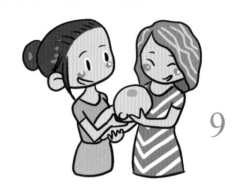

哄宝宝或让宝宝睡觉时

妈妈用一只手托住宝宝的脖子，另一只手托住宝宝的屁股，竖着抱宝宝。注视着宝宝，轻轻拍一拍宝宝的屁股，并轻轻向两侧摇晃（见图 10）。

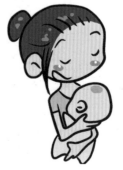

母乳喂养全攻略

新妈妈一般都愿意给自己的宝宝进行母乳喂养，但实际上并不是所有的新妈妈都能成功。不少新妈妈因为错误的认知而放弃母乳喂养，或导致喂奶失败，这种情况还是比较常见的。因此，新妈妈掌握一定的母乳喂养技巧是非常有必要的。下面就让我们来一起了解母乳喂养的正确姿势和成功要领，也了解一下出现问题后的处理方法。

母乳喂养进行时

母乳喂养的好处

营养适中： 母乳中蛋白质、脂肪、糖、维生素、矿物质等含量丰富，营养比例适宜，尤其最初 6 个月内对宝宝最为适宜，有利于其生长发育。

让宝宝免疫力强： 母乳中含有丰富的免疫抗体，可保护婴儿柔嫩的呼吸道、肠道黏膜，增强抗病能力，降低婴儿感染性疾病的发病率。

增进母婴感情： 喂哺母乳可增进母子感情和心理联系，促进婴儿的心理和社会适应性发育。

有利于产妇健康： 妈妈产后即哺乳，能促进子宫收缩，防止产后出血，有利于恢复体形，降低乳腺癌及卵巢癌的发病率，促进妈妈心理健康。

让宝宝更聪明： 母乳中含氨基酸、不饱和脂肪酸和牛磺酸等，能促进宝宝神经系统的发育，让宝宝更聪明。

经济方便： 母乳喂养为直接喂哺，乳汁无感染变质的可能，可降低乳腺炎的发病率。母乳喂养方便、经济，乳汁温度适宜，还可降低婴儿患肥胖症等疾病的风险。

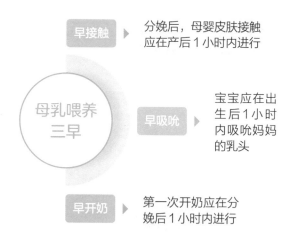

| 早接触 ▶ | 分娩后，母婴皮肤接触应在产后 1 小时内进行 |
| 母乳喂养三早 |
| 早吸吮 ▶ | 宝宝应在出生后 1 小时内吸吮妈妈的乳头 |
| 早开奶 ▶ | 第一次开奶应在分娩后 1 小时内进行 |

按需哺乳

宝宝饿了或妈妈感到涨奶时就可喂奶，喂奶的持续时间、间隔时间没有严格的限制，一般每日喂奶 10~12 次。当乳量增加后，宝宝睡眠时间逐渐延长，自然进食规律形成。随着月龄的增大，两次喂奶间隔时间逐渐延长，喂

小贴士

○ 因母乳少而喂奶粉的宝宝胃口更容易变大，母乳无法填饱宝宝的肚子，导致妈妈更容易失去母乳喂养的信心。

奶时可两侧乳房轮流进行，一侧乳房排空后再换另一侧，每次喂奶应尽量让宝宝吸吮满足，自己松开乳头。

成功哺乳的技巧

1 初乳可以冷冻保存。初乳最长会分泌一周，因其蛋白质含量丰富，脂肪和糖含量少，所以易被新生儿消化，所含的丰富营养素能提高宝宝免疫力，预防疾病。初乳最好在刚出生时就喂，如果母婴分离，可以先将初乳用吸奶器吸出来，装在灭菌容器中冷冻保存，之后再喂。

2 更换姿势以促进乳汁分泌。妈妈可以变换姿势来哺乳，这样可以通过从各个角度喂奶均匀地刺激乳腺，促进母乳的分泌，还可以预防母乳喂养过程中出现的各种乳房问题。

3 产后1周请社区医生家访。产后1周请社区医生家访，确认宝宝是否能够好好喝母乳，注意记录从出生当日开始宝宝每天的喝奶时间和次数，以及大小便次数和性状。

小贴士

○ 宝宝出生后5~7天，每天排6次颜色不是很深的小便、3~4次大便才可以看作进行了充分的母乳喂养。

4 保持心情舒畅，可促进泌乳。喂奶时要保持愉快的心情，保持放松，这样乳房的血液循环也会畅通，有利于促进母乳的分泌。反之，心情不好、处于紧张状态会减少母乳的分泌量。

5 乳汁分泌不足时做乳房按摩。母乳量不足时要洗净手，用热毛巾敷乳房，然后按摩。用毛巾热敷乳房5分钟左右可以促进血液循环，促进母乳的分泌。多让宝宝吸吮乳头可促进乳汁分泌量的增加。但因乳房肿胀而烦恼时，按摩反而会起反作用，这时可冷敷，以减轻疼痛，抑制乳汁过多分泌。

6 喂奶前先挤出来一点。妈妈的乳房肿胀，宝宝会很难吸吮，且母乳量太多时宝宝容易呛住，因此在喂奶时，可将拇指和其余四指分开，分别压住乳房上、下两侧，以减轻喷乳反射。

7 多吃对母乳喂养有帮助的食物。产后坚持喝裙带菜汤和排骨汤有助于促进泌乳。

☆ 多吃富含维生素、无机盐的绿、黄色蔬菜，对新妈妈母乳喂养有好处。

☆ 充分摄取三文鱼、凤尾鱼等鱼类，或鸡肉、猪肉、牛肉等肉类，动物肝脏、鸡蛋、黄豆等高蛋白、低脂肪食品。

☆ 海藻类食物含有丰富的碘和钙，对乳汁分泌和产后恢复有帮助。

喂母乳的正确姿势

摇篮式

摇篮式是大部分妈妈都容易掌握的，也是最舒服的姿势。

1 妈妈在背后垫个垫子，将宝宝的颈部放在自己的手肘上，让宝宝的嘴对着乳头下方。

2 用一只手托住宝宝的臀部，另一只手托住宝宝的双腿，帮助宝宝含接。

3 将宝宝紧贴自己的胸部，让宝宝的枕部与背部在一条直线上。

交叉摇篮式

宝宝无法抬起脖子，或宝宝体重较轻时，可以用这种姿势。

1 妈妈在背后垫上垫子，膝盖上放好枕头，用右胳膊抱住宝宝让宝宝的背贴在枕头上，脸对着左边乳房。

2 将宝宝紧贴自己的胸部，确认宝宝的身体是否舒服地在一条直线上。

3 拇指和其余四指分开，托住宝宝的后颈，肘部夹住宝宝的臀部，前臂支撑在膝盖上的枕头上，另一只手托住乳房或宝宝的头颈，帮助宝宝含接。

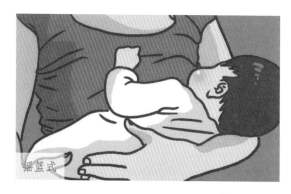

摇篮式

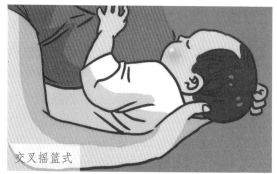

交叉摇篮式

怀抱式（抱球式）

哺乳时长时间抱着宝宝会花费很多力气，采用这种姿势会减轻疲劳感。

1 让宝宝躺在沙发上或床边，妈妈一侧紧贴沙发或床边，对着宝宝头部坐下，将宝宝放在腋下。

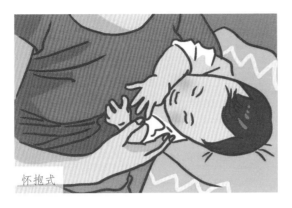

怀抱式

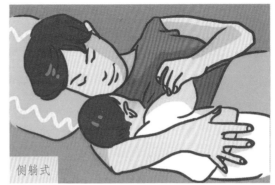

侧躺式

2 用手托住宝宝的颈部，肘部夹住宝宝的臀部，可支撑在沙发或床上，使宝宝的枕部与背部在一条直线上。

3 可用另一只手托住乳房或宝宝的枕部，帮助宝宝更舒服地吸奶。

侧躺式

产后还没有恢复好，或在喂奶时想休息一下，或夜间需要喂奶的新妈妈可以用这个姿势。

1 妈妈侧躺，这时候在头底下、肩膀后、大腿间分别垫个枕头会更舒服。

2 哺乳侧的胳膊放在枕头下，让宝宝对着乳头躺下，后背靠在枕头上，妈妈用胳膊紧紧搂住宝宝，并让宝宝紧贴自己的身体。剖宫产的新妈妈为了避免被宝宝踢到手术的部位，最好在腹部围上毛巾。

新生儿正确含接姿势

☆ 嘴巴张大，下唇外翻。

☆ 舌呈勺状环绕乳房。

☆ 面颊鼓起呈圆形。

☆ 上方可见到的乳晕比下方多。

☆ 吸吮慢而深，有吞咽的动作和声音。

母乳充足的参考指标

吃奶：宝宝吃奶时能听到吞咽声，吃奶后满足，可安静入睡。

精神：宝宝睡醒后眼睛明亮，反应机敏。

排泄：出生后最初2天，宝宝每天排尿1~2次。从出生后第3天开始，每天排尿应达到6~8次。如果宝宝每天能尿湿5~6个纸尿裤，也说明宝宝吃饱了。

与喂母乳有关的问题及处理方法

妈妈可能出现的问题

问题 1：母乳量少？

解决方法： 宝宝含接姿势错误会影响母乳的泌出，所以要先检查含接姿势，宝宝是否充分含接了乳头和大部分乳晕，吸吮是否有效。检查喂奶姿势、喂奶次数和时间是否妥当，是否有奶瓶和奶粉因素的干扰。此外，还要注意检查哺乳环境，若环境太过嘈杂会给宝宝造成压力，进而影响吸吮质量。

问题 2：乳房变硬？

解决方法： 为预防乳房肿胀、变硬，妈妈应在产后立即开始哺乳。注意喂奶间隔适当，合理搭配饮食。应确保宝宝吸吮姿势正确。

问题 3：乳头上有伤口？

解决方法： 戴上乳头保护罩喂奶可以减轻伤口疼痛，如果随便使用香皂和软膏反而会使伤口发炎。乳汁含有生长因子，可以修复表皮，所以可以在喂奶后挤出少许乳汁抹在疼痛部位，使乳头表面变光滑，对伤口愈合也有帮助。

宝宝可能出现的问题

问题 1：体重不增长？

解决方法： 2~3 周的宝宝若体重增长慢，或起初很好但突然不增长，就要检查母乳的质量，但不可立即断母乳或作混合喂养，应先到儿科接受检查，如确认宝宝身体健康，就要检查妈妈的生活习惯和饮食习惯，看是否存在休息不好、营养摄取不足、压力大等问题。

问题 2：不好好吸奶？

解决方法： 新先儿若不肯吸奶，应积极寻找原因并进行相应的处理。若妈妈乳汁分泌不足，可通过按摩乳房进行催乳。若喂奶姿势不佳，可根据前面介绍的内容进行调整。

问题 3：营养不良？

解决方法： 6 个月内纯母乳喂养完全可以满足宝宝生长发育的全部营养需求。哺乳期母乳的质量与妈妈自身的营养状况密切相关，要关注妈妈的营养状况。另外，从宝宝 4 个月左右开始，就要注意辅食的添加和搭配了。

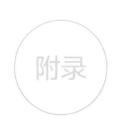

产后贴心叮咛

怀孕和分娩使妈妈的身体发生了巨大的变化，只有悉心呵护，才能使身体尽快休整好，迅速复原，不然的话很容易留下"月子病根"。

居室环境要舒爽怡人

新妈妈房间里的阳光要充足，任何人都不可在这里吸烟。无论冬春夏秋，每天都要定时开窗换气，使房间里的空气保持新鲜。需要提醒的是，换气时最好让妈妈和宝宝暂时离开房间一会儿。

室温最好保持在 24～26℃，湿度保持在50%～60%。天气过于炎热时，为了避免妈妈中暑，可用电风扇或空调来降低室温，但切不可把温度降得过低，以免妈妈和小宝宝受凉，患上伤风感冒。

充分地卧床休息

新妈妈分娩时的体力消耗很大，加之出血、出汗，产后一定要注意充分地休息。除了晚上要保证 8～9 小时的睡眠，日间也应安排2 小时的午睡，这样有助于体力恢复，并可提高食欲，促进乳汁分泌。

穿着要薄厚适中

产后身体大量出汗，内衣宜选择吸水性较强的棉制品，外衣要柔软透气。在炎热季节不一定非得穿长衣、长裤，这样容易生痱子或引起中暑。鞋子以布鞋为好，鞋底不要过硬，鞋跟不要过高，否则易引起妈妈的足底、足跟或下腹酸痛。

切忌让身体受风受凉

新妈妈在产后代谢旺盛，出汗多，毛孔经常处于开放状态，加之气血两虚，如果身体受风寒邪气侵袭，被电风扇、空调或穿堂风吹着，或是用较凉的水洗手、洗东西，就会使风寒邪气滞留于肌肉和关节，日后常引起肌肉关节酸痛或月经不调。天凉时不要光着脚或穿薄的丝袜，避免着凉感冒。

内衣内裤要每天换洗

产后的前几天，新妈妈的汗液和乳汁常常会弄湿衣服，血性恶露也较多，常会把内裤弄脏。因此，在产后的 10 天内，内裤、内衣要天天换、天天洗，以防引起皮肤和生殖器官感染。

采用科学的卧姿

为了防止子宫向一侧或向后倾倒，新妈妈要经常变换躺卧姿势，正确的做法是仰卧与侧卧交替。从产后第 2 天开始俯卧，每天 1~2 次，每次 15~20 分钟。以产后 2 周开始可采用胸膝卧位，促进子宫尽快复位。

让身体保持清爽卫生

若会阴部无切口，疲劳基本消除，则产后 3 天即可开始洗浴。卫生间要温暖，水温以 34~36℃为宜，时间不可过长；以淋浴为宜。浴后丈夫应赶快帮助妻子擦干身体，头发未干时不可结辫，也不可立即睡觉，否则易引起头痛、颈项强痛，可用热风吹干头发。在此提醒一点，若会阴切口大或裂伤较重、腹部有切口，应待切口愈合后再进行洗浴，可先做擦浴。

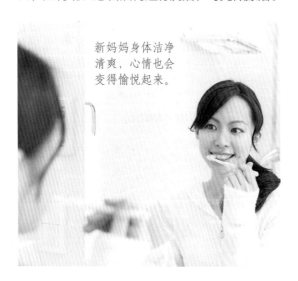

新妈妈身体洁净清爽，心情也会变得愉悦起来。

细心呵护外阴

每次如厕后都要用温的清水洗外阴，勤换卫生护垫。如果侧切切口处或会阴出现肿胀，可用 50% 硫酸镁溶液湿热敷。如果手术切口红肿、发热，应及早请医生指导处理。

留意观察恶露变化

恶露一般持续 4~6 周，初期是红色的，进而颜色逐渐变淡、出血量减少。如果恶露中有血块、出血量增多或有不好的气味，排出时间过短或超过 6 周，表明子宫收缩不良或有感染，应该及时去看医生。

尽早下床多走动

若新妈妈会阴部无裂伤、疲劳已消除、身体没有其他严重疾病，在产后 12 小时便可坐起进餐、喝水，24 小时后可站起来为小宝宝换换尿布。第 2 天起床后先在床边坐上半小时，然后站起在房间里慢慢地走一走，每天 2~3 次，每次 30 分钟。提醒新妈妈一点，第一次下床走动时要有人陪伴，以防出现眩晕而摔倒，且勿站立太久，以后逐渐增加活动次数和时间，半个月后可以开始做些轻松的家务。

恶露

大部分新妈妈都会出现阴道出血现象，排出的物质是由子宫内的残血、黏液等混合而成的，这就是恶露，一般在产后 3～10 天出现，正常来说出血量与月经来潮时差不多，但有时会更多，特别是在最初几天下床时，有时会有一大股恶露流出，这是正常现象，不用太过担心。

此外，由于产后初期血液和少量血块是恶露的主要成分，所以在 5 天到 3 周不等的时间内，分泌物会比较鲜红，慢慢转成粉色，再变成褐色，最后变成略带黄色的白带。恶露的排流情况因人而异。

分娩后身体不适

分娩时子宫的强力收缩和全身用力使得新妈妈特别虚弱，身体也会出现各种不适，常见症状如下。

☆ 骨盆疼痛。

☆ 手术切口处或会阴裂伤的修补处疼痛，这种疼痛通常经过 7～10 天消失，有的要持续一个月，甚至更久。

☆ 眼睛发黑或眼睛布满血丝，这是分娩时过度用力造成的。

☆ 淤伤。从脸颊上的小淤点到脸部或胸部的较大面积淤伤不等，这往往是脸部或胸部用力过猛导致的。

☆ 胸部疼痛，甚至深呼吸困难。

☆ 尾骨部位出现疼痛和压痛。

☆ 全身酸痛。

上述都是正常的产后不适症状，如果出现其他不寻常的症状时，要及时告诉医护人员，不要拖延。

盗汗

在分娩后，孕妈妈会出现盗汗现象，这是身体自行排出妊娠期积存水分的一种方式。盗汗的不适情况会持续数周，这是产后激素水平变化导致的，新妈妈不要担心，但要注意补充水分。晚上睡觉前在枕头上铺上一条吸水的毛巾，可以让新妈妈感到舒爽。

月经

月经恢复与喂养方式相关。纯母乳喂养的新妈妈，排卵和月经恢复得比较晚，推迟的时间因人而异，多数为产后半年，也有的一年以后才来月经。混合或人工喂养的新妈妈一般会在产后 6～8 周恢复。多数人产后首次月经量会比产前月经量多，一般不用治疗，第二次开始月经量就恢复正常了。

孕妈妈产后必吃的十种食物

食物名称	必吃原因	吃法
小米粥	营养丰富,优于精粉和大米,同等重量的小米中铁含量比大米高 1.5~3.5 倍,维生素 B_2 含量比大米高 1 倍,膳食纤维含量比大米高 2~7 倍	注意与其他米面调换食用,以多样化饮食、不偏食为好,防止营养不良
面汤	适合新妈妈食用,营养丰富,容易消化,不至于给新妈妈的肠胃带来负担	可以用挂面下汤,也可以自己做细面条或薄面片下汤,再加两个鸡蛋,放些番茄,更有利于新妈妈补养
牛奶	蛋白质、钙含量很高,且容易被人体吸收利用,对新妈妈产后恢复及乳汁分泌很有好处	每日饮用量以 300~500 毫升为宜
鸡蛋	富含优质蛋白质,还含有脂肪和铁,有强身和促进乳汁分泌的作用,有利于宝宝生长发育	煮鸡蛋、蒸蛋羹、蛋花汤是不错的菜肴。每日吃 1 个鸡蛋的量就可以了,不要吃太多
红糖	红糖所含的钙、铁比白糖多得多,还含有胡萝卜素、维生素 B_2、烟酸及微量元素锰和锌等,这些成分是哺乳期十分重要的营养素。此外,红糖还能帮助子宫收缩,促进恶露排出,并有助于治疗产后出血	两餐之间饮适量红糖水。饮用前将红糖溶于水中,沉淀并去除杂质,煮开后食用。但需注意的是,喝红糖水的时间别超过产后 10 天,以免对子宫恢复不利
肉汤	肉汤鲜美,可以刺激食欲,使乳汁分泌增多。为了满足产妇和宝宝的营养需要,喝汤时应该连肉一起食用	牛肉汤、排骨汤、鸡汤皆可选用
蔬菜	新鲜蔬菜中含有大量维生素、纤维素和微量元素,能防止新妈妈便秘	胡萝卜、番茄、菠菜、白菜、柿子椒等宜搭配瘦肉或鱼虾等一起炒
水果	是含有较多维生素和矿物质的食品,能促进消化,增加乳汁分泌。而且水果不伤脾胃,也不影响子宫收缩,产后吃水果对身体恢复、增强抵抗力有益	每日宜食 200~350 克。为防止过凉,可在室内放一段时间再吃
鲫鱼	鲫鱼能和中补虚,渗湿利水,还具有通乳的功效	普遍的做法是做成鲫鱼汤